Neil Francis Blacklock

Obrazowanie pola biologicznego

Neil Francis Blacklock

Obrazowanie pola biologicznego

Użycie Fotografii Kirliana do zobrazowania Qi ciała poprzez Osiem Nadzwyczajnych Meridianów

Wydawnictwo Bezkresy Wiedzy

Imprint
Any brand names and product names mentioned in this book are subject to trademark, brand or patent protection and are trademarks or registered trademarks of their respective holders. The use of brand names, product names, common names, trade names, product descriptions etc. even without a particular marking in this work is in no way to be construed to mean that such names may be regarded as unrestricted in respect of trademark and brand protection legislation and could thus be used by anyone.

Cover image: www.ingimage.com

Publisher:
Wydawnictwo Bezkresy Wiedzy
is a trademark of
International Book Market Service Ltd., member of OmniScriptum Publishing Group
17 Meldrum Street, Beau Bassin 71504, Mauritius

Printed at: see last page
ISBN: 978-620-0-54761-3

Drogi czytelniku,

książka, którą posiadasz, została pierwotnie wydana pod tytułem "Imaging the Bio-Field", ISBN 978-620-0-28272-9.

Jego publikacja w języku polskim jest możliwa dzięki zastosowaniu najbardziej zaawansowanej sztucznej inteligencji dla języków.

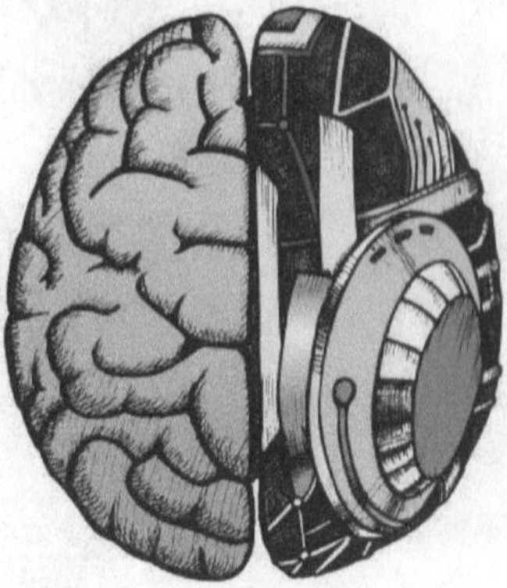

Technologia ta, uhonorowana pierwszą w historii Honorową Nagrodą Sztucznej Inteligencji w Berlinie we wrześniu 2019 r., naśladuje sposób działania ludzkiego mózgu, dzięki czemu jest w stanie uchwycić i przetłumaczyć nawet najmniejsze niuanse w bezprecedensowy sposób.

Mamy nadzieję, że znajdą Państwo wiele satysfakcji z tej książki i uprzejmie prosimy o uwzględnienie wszelkich rozbieżności językowych, które mogłyby wyniknąć z tego procesu.

Miłego czytania!

Wydawnictwo Bezkresy Wiedzy

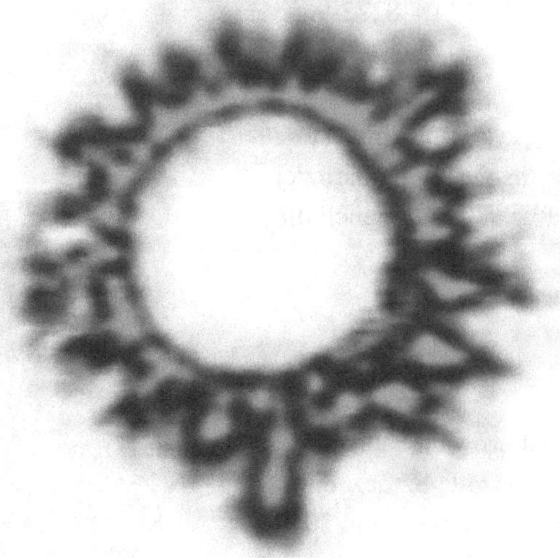

Zdjęcie: Corona produkowana przez maszynę GDV

Zobaczyć świat w ziarnie piasku
I niebo w dzikim kwiecie
Trzymaj nieskończoność w dłoni
I Wieczność w godzinę

"Augury niewinności" Williama Blake'a

NIEWIDOMYCH I SŁONIA

Za Ghorem było miasto. Wszyscy jego mieszkańcy byli niewidomi. W pobliżu przybył król z ekipą, który przywiózł swoją armię i rozbił obóz na pustyni. Miał potężnego słonia, którego używał w ataku i do zwiększania podziwu ludzi.

Ludność zapragnęła poznać słonia, a niektórzy niewidomi z tej niewidomej społeczności pobiegli jak głupcy, by go znaleźć. Ponieważ nie znali nawet formy ani kształtu słonia, chwytali się bez wzroku, gromadząc informacje dotykając jakiejś ich części. Każdy myślał, że coś wie, bo mógł poczuć się częścią.

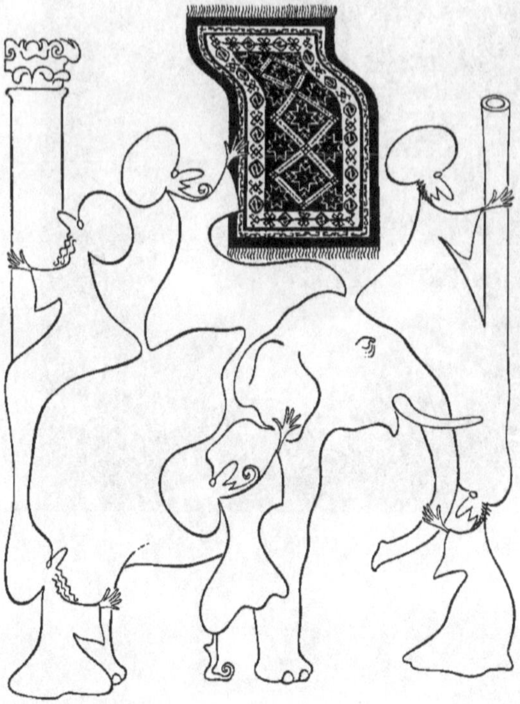

Kiedy wrócili do swoich współobywateli, skupiły się wokół nich chętne grupy, niespokojne, błędne, aby dowiedzieć się prawdy od tych, którzy sami byli na manowce. Pytali o formę, kształt, słonia i słuchali wszystkiego, co im powiedziano.

Człowiek, którego ręka sięgała do ucha, powiedział: "To duża, szorstka rzecz, szeroka i szeroka, jak dywan.

"Ten, kto poczuł kufer, powiedział. "Mam prawdziwe fakty na ten temat. To jest jak prosta i pusta rura, okropna i destrukcyjna."

Ten, który czuł swoje stopy i nogi powiedział: "Jest potężna i stanowcza, jak filar."

Każdy z nich czuł jedną część z wielu. Każdy z nich źle to odebrał. Żaden umysł nie wiedział wszystkiego: wiedza nie jest towarzyszem niewidomych. Wszyscy wyobrażali sobie coś, coś nieprawidłowego. Stworzony nie jest informowany o boskości. Nie ma żadnej drogi w tej nauce za pomocą zwykłego intelektu. (Ornstein, 1972)

Każdy niewidomy człowiek czuje inną część ciała słonia i wierzy, że reprezentuje ono całe zwierzę. Morał tej historii polega na tym, że tylko poprzez cofnięcie się i spojrzenie na nią z szerszej perspektywy, biorąc pod uwagę wszystkie rzeczy przed wydaniem ostatecznego orzeczenia, unikamy w ten sposób tendencji do domagania się absolutnej prawdy w oparciu o własną ograniczoną perspektywę, nie biorąc pod uwagę perspektywy innych, która może być podobnie ograniczona, a jednak równie prawdziwa.

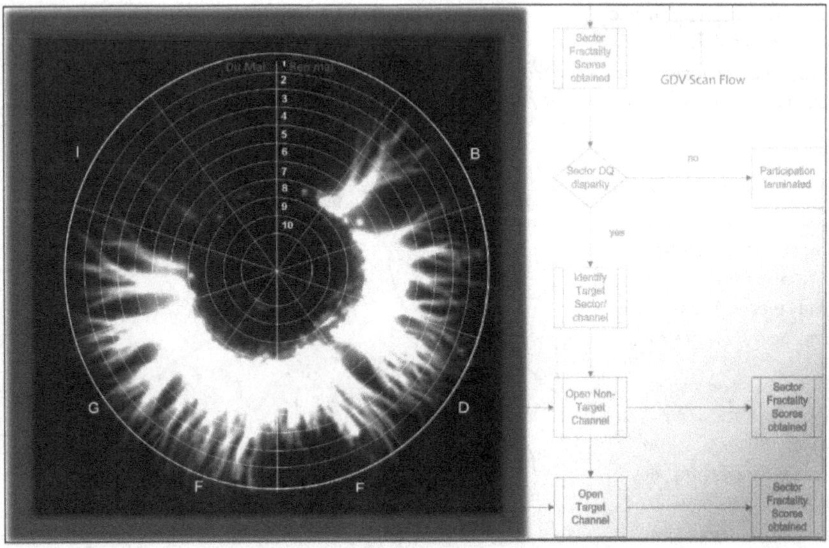

SPIS TREŚCI

TABELA RYSUNKÓW

Badania te zostały przedłożone Uniwersytetowi Walijskiemu i uzyskały tytuł magistra nauk ścisłych (M.Sc.).

"To studium łączy w sobie gruntowny, spektakularny przegląd trudnej literatury z fascynującym, nowatorskim dziełem eksperymentalnym. Czuję, że Neil wykazał się głęboką wiedzą, zrozumieniem i filozoficznym uznaniem znacznie powyżej poziomu magistra. Czuję, że jest to ważne studium, które stanowi wyzwanie dla naszej wiedzy o bioenergetyce jako akupunkturzystów".
Zalecenie : Wyróżnienie
Leonie Walker - Examiner

"Zgadzam się z oceną i stopniem egzaminatora. Mam nadzieję, że te badania doprowadzą do publikacji w profesjonalnym czasopiśmie."
Zalecenie : Wyróżnienie
Dr. Mike Fitter - egzaminator (kierownik działu psychologii, dyplomowany psycholog)

OBRAZOWANIE POLA BIOLOGICZNEGO

Fotografowanie Qi Of The Body

Obrazowanie ośmiu wyjątkowych statków przy użyciu analizy zdjęć Kirliana - przydatna diagnoza?

Streszczenie

W badaniach zbadano hipotezę, że istnieje bezpośredni związek między emisją energii przedstawioną w fotografii Kirliana a energią ośmiu nadzwyczajnych statków w tradycyjnej medycynie chińskiej. W artykule omówiono historyczne antyki fotografii kirlijskiej i jej współczesne zastosowanie w diagnostyce choroby oraz zbadano współczesne zastosowanie Ośmiu Nadzwyczajnych naczyń. Jako podstawę teoretyczną i poparcie dla proponowanej korelacji przedstawiono pięć podstawowych funkcji, które są wspólne dla Kirlian Photography i Eight Extraordinary Vessels. Zastosowano najnowszy i najbardziej zaawansowany system Kirlian Photography (telewizor z wizualizacją wyładowań gazu koronowego). Zastosowano nowoczesny skomputeryzowany sprzęt GDV zapewniający natychmiastowe, powtarzalne i wiarygodne wyniki. Dwa Nadzwyczajne Statki Du Mai i Ren Mai zostały selektywnie otwarte zgodnie z porównywaną jednorodnością i równoległością (stopniem fraktalności) ich obrazów korony generowanych za pomocą urządzeń GDV. Obiekty były wykorzystywane jako ich własna kontrola. Stwierdzono, że po otwarciu kanału jego obraz GDV wykazywał wyraźną redukcję fraktalności (zwiększenie jednorodności lub całości) w 7 na 10 przypadków (70%). Ilościowa komputerowa analiza dalszych parametrów wykazała, że współczynniki "jaskrawości", "poświaty" i "wielkości" korony wzrastały po otwarciu kanału, niezależnie od tego, czy była to procedura kontrolna czy eksperymentalna. Przedstawione wyniki wyraźnie pokazują zdolność kamery GDV do obrazowania "Qi" Du Mai i Ren Mai. Omówiono przydatność techniki GDV w graficznym przedstawianiu i tym samym ocenie obecności patologii w Ośmiu Statkach Nadzwyczajnych. Omówiono wykorzystanie techniki GDV w diagnostyce chorób zachodnich oraz wzorce wpływu dysharmonii TCM na przyszłe badania.

Tytuł

Obrazowanie Ośmiu Niezwykłych Statków poprzez analizę fotografii Kirliana - przydatna diagnoza?

Definicje

Fotografia Kirliana: "Metoda zamiany właściwości nieelektrycznych obiektu na właściwości elektryczne, które są następnie utrwalane na kliszy." (Kirlian & Kirlian, 1958)

Hologram: Holografia jest badaniem trójwymiarowych obrazów tworzonych za pomocą fal świetlnych, które wzajemnie się zakłócają. Stworzony obraz nazywany jest "hologramem". Każda część (aż do dolnej granicy) hologramu zawiera w sobie obraz całego hologramu.

Mechanizm homeostatyczny: mechanizm działający w celu utrzymania stanu pierwotnego w systemie. W biologii bardzo ważne są mechanizmy homeostatyczne, ponieważ większość aktywności biologicznych może występować tylko w wąskich granicach biochemicznych i termicznych.

Pola morfogeniczne: pola energetyczne, które kierują wzrostem i rozwojem żywych komórek i organizmów (w tym organizmu ludzkiego).

Korona: obraz tworzony wokół końcówki palca po umieszczeniu go na specjalnym ekranie zwanym "płytą" (TV CCD). Następnie korona jest analizowana ilościowo za pomocą oprogramowania komputerowego.

Sektor: nad palcem umieszcza się wzór (mapę) w celu podzielenia go na sektory dla porównania korony w każdym odcinku. W niniejszym opracowaniu wykorzystano mapy dwóch sektorów, jednego bocznego i jednego przyśrodkowego, na każdej z końcówek palców, które reprezentują odpowiednio Du Mai i Ren Mai.

Frakcyjność: miara tego, w jaki sposób obraz korony jest rozbity w danym sektorze.

Kanał lub sektor docelowy: sektor wykorzystywany do porównania efektów procedury eksperymentalnej, tj. otwarcia jednego z kanałów Du lub Ren Mai.

Kanał lub sektor nie docelowy: przeciwieństwo powyższego, stosowany jako procedura kontrolna.

Entropia: stopień uporządkowania w systemie. Im wyższa entropia, tym większy bałagan lub chaos. Im bardziej entropijny jest system, tym mniej energii jest w nim dostępnej. Ostatnie badania nad chaosem zakwestionowały drugie prawo termodynamiki (wszystko ma tendencję do entropii), ponieważ wykazano, że systemy chaotyczne mogą spontanicznie doprowadzić do powstania uporządkowanych systemów. Wszystkie stany chaosu zawierają nasiona porządku.[1]

Topologia: dziedzina matematyki (i biologii) zajmująca się właściwościami struktur i powierzchni, które są niezależne od wielkości i kształtu tych struktur i powierzchni.

---

[1] Szczegółowo omówiono to z Manaką i Birch w "Chasing the Dragon's Tail", ale więcej szczegółów w "Making a New Science", James Gleick, Chaos. New York, Viking Penguin, 1987.

Teoria ośmiościenna: opracowana przez dr Manakę i odwołuje się do kategoryzacji Yin Yang struktury ciała. Istnieje ukryta ośmiościenna struktura lub symetria do ciała, które powstały we wczesnym rozwoju ewolucyjnym i embriologicznym. Struktura ciała składa się z "antagonistycznych połówek", np. przednio-przednia, niższej-wyższa itd. Obieg i dystrybucja Qi jest częściowo regulowana przez tę antagonistyczną strukturę Yin Yang.

Implikuj i wyjaśniaj porządek: W tym kontekście "porządek" odnosi się do wielkości struktury w systemie. Ta struktura systemu wynika z "informacji" zawartych w tym systemie. Im bardziej "uporządkowany" jest system, tym większa jest jego wewnętrzna struktura i tym bardziej funkcjonalny może być. Aby struktura istniała, konieczne jest przyjęcie zbioru zasad. Czasami zasady rządzące strukturą są ukryte (implikowane) jak w ośmiościennej strukturze ciała. Wyraźny porządek ma zasady, które są bezpośrednio znane i mogą być opisane.

Wprowadzenie

Fotografia Kirliana jest metodą, za pomocą której uzyskuje się obraz fotograficzny o wysokiej energii oddziaływań pomiędzy obiektem a przyłożonym polem elektrycznym. "*Zasada jest to transformacja własności nieelektrycznych fotografowanego obiektu na własności elektryczne poprzez ruch pola, w którym następuje kontrolowane przeniesienie ładunku z obiektu na film fotograficzny lub ekran.* "(Kirlian & Kirlian, 1961). Fotografia Kirliana znana jest również jako fotografia wysokiego napięcia, fotografia pola promieniowania, elektrofotografia i wyładowania koronowe. Obraz uchwycony na kliszy odzwierciedla dynamiczny związek pomiędzy zewnętrznym polem elektrycznym a energią emitowaną przez obiekt. (Ebrahim & R, 1982). Światło emitowane przez tę interakcję odsłania płytkę fotograficzną i tworzy obraz. Nie używa się żadnego zewnętrznego źródła światła.

Można sfotografować prawie każdy przedmiot, o ile ma on kontakt ze sprzętem. Mogą być używane zarówno przedmioty nieorganiczne, takie jak monety, próbki rudy, kryształy itp., jak i przedmioty organiczne, takie jak części ciała. Każdy z nich wytworzy charakterystyczny wzór wyładowania koronowego Kirliana. Różnica pomiędzy obiektami nieorganicznymi i organicznymi polega na tym, że na wzór odprowadzania wody z otoczenia obiektów żywych może wpływać stan fizyczny i/lub psychiczny (Korotkov, 1998b).

Studium badawcze

Badanie to ma na celu zbadanie wykorzystania fotografii kirlijskiej w fotografowaniu (obrazowaniu) energii (Qi) dwóch głównych Nadzwyczajnych Statków, Du Mai i Ren Mai. Kirlian Photography w postaci Techniki Wizualizacji Wyładunku Gazu (GDV) jest w stanie sfotografować energię zawartą w meridianach akupunkturowych ciała ze względu na funkcjonalne i strukturalne korelacje w charakterystyce wzorców wyładowań fotonicznych przy użyciu techniki GDV oraz znanych cech Osiem Statków Nadzwyczajnych. Ma to następnie istotne znaczenie diagnostyczne dla akupunktury, która wykorzystuje w leczeniu osiem nadzwyczajnych naczyń.

Historyczne tło fotografii Kirliana

W tej części zostaną nakreślone tło i podstawy, z których powstała fotografia Kirliana. Fotografia Kirliana znana jest również jako elektrofotografia, fotografia pola promieniowania oraz fotografia wyładowań koronowych.

W całej historii ludzkości trwają spekulacje na temat istnienia i natury aury. Trudno jest obecnie kategorycznie stwierdzić, a może wręcz nie da się tego zrobić, że energia uchwycona przez Kirlian Photography jest taka sama jak aura widziana przez mistyków, jasnowidzów i wrażliwych. Być może istnieją nieodłączne cechy i aspekty obrazu generowanego przez fotografię kirlijską, które są analogiczne do tego, co powszechnie określa się mianem aury, takie jak kolory, odcienie i kształt, ale w chwili obecnej nie jest możliwe naukowe określenie lub zweryfikowanie takiej korelacji i dlatego nie będzie ona częścią tych badań. W rzeczywistości dokładniejsze jest opisanie fotografii Kirliana jako "fotografii wyładowań koronowych". Tak duża niespójność w opisach tego, co stanowi aurę, wynika przede wszystkim z dużego zróżnicowania w różnicach indywidualnych między osobami oglądającymi a technologią wykorzystywaną do jej obrazowania. Problem walidacji krzyżowej jest dodatkowo potęgowany przez fakt, że ludzie oglądający aurę rzadko widzą ją swoimi fizycznymi oczami, ale zamiast tego dostrzegają jej naturę w sposób intuicyjny. Istnieje pewien stopień korelacji pomiędzy tym, co wrażliwe osoby mogą "widzieć", a obrazami generowanymi przez aparaturę Oldfielda. (Allanach, 1997)

Fotografia Kirliana nosi imię Semyona Kirliana, rosyjskiego technika elektronika, i jego żony Walentyny, ze względu na ich rozległą pracę w terenie i znaczący wkład w zrozumienie tego zjawiska. Jednak badania nad tym zjawiskiem sięgają roku 1777 i niemieckiego fizyka G.C. Lichtenberga, który w Niemczech zarejestrował elektrografy wyładowań ślizgowych w pyle wytworzonym przez elektryczność statyczną i iskry elektryczne.

Najdokładniejsze badania w fotografii wyładowań koronowych przed latami 70. przeprowadził badacz elektryczny Jakow Narkewicz-Jodko, który zademonstrował "zdjęcia elektrograficzne uzyskiwane za pomocą cichych wyładowań elektrycznych". Jodko urodził się w polskiej szlachcie w obwodzie mińskim w Rosji w 1850 roku.

Zrzuty te miały niebieskawy kolor i przypominały zjawisko odnotowywane pod różnymi postaciami od czasów biblijnych, np. istnieje wiele przypadków "cudownych" pożarów opisanych w Starym i Nowym Testamencie, takich jak "płonący krzak", który Mojżesz widział na Górze Synaj, języki ognia, które podobno pojawiły się nad głowami dwunastu apostołów w dniu Pięćdziesiątnicy, aureole otaczające głowy postaci religijnych uważanych za boskie przedstawione na renesansowych obrazach itd. To ogólne zjawisko zostało odnotowane przez historyków na przestrzeni wieków i prawdopodobnie było odpowiedzialne za niebieskawy płomień, który pojawiał się wokół podwórza i masztów drewnianych statków, iglic kościelnych, końcówek skrzydeł samolotów czy wierzchołków drzew. Elmo", ponieważ zjawisko to najczęściej występowało wokół masztów, stoczni i olinowania drewnianych statków - patronem marynarzy był św. Elmo, męczeński biskup włoski (Toth, 1974). Elmo's Fire, znany jest również pod wieloma innymi nazwami, takimi jak Castor i Pollux, Dioscuri, corposant i Fernie's Fire (Gaidoz & Rolland, 1884).

W połowie XIX wieku naukowcy udowodnili, że Ogień św. Elmo jest "tylko nadmiarem prądu w atmosferze". Po rozpaleniu przez plewy olinowania, płomienie w naturalny sposób przylegały do wszystkiego, co metaliczne, dzięki czemu żelazo z drzewca i podwórza stało się jak cel dla odpowiednich ogni. Jeśli dotknie się największej krzywdy, ognistymi językami można dostarczyć jest dać wtrącającemu się i nieprzyjemny szok."(Carey, 1963)

Elmo's Fire był tak bardzo częścią morskiej historii i folkloru, że Szekspir, pisząc *Burzę*, mówił o tym zjawisku jako o "eterycznym duchu" w postaci głoszącej Ariel:

Wszedłem na królewski statek, teraz na dziób,
Teraz w talii, na pokładzie, w każdej kabinie,
Podpaliłem zdumienie. Czasem bym się rozdzielił,
I spalić w wielu miejscach, na górnym maszcie,
Podwórka i bukszpryt, czyż nie płonęłyby wyraźnie,
Więc spotkaj się i dołącz do nas. Błyskawice Jove'a, prekursorzy,
O' straszne grzmoty, bardziej chwilowe
A ucieczka wzroku nie była: ogień i pęknięcia
Z siarkowego rykowiska najpotężniejszego Neptuna
Wygląda na to, że oblegają i sprawiają, że jego śmiałe fale drżą,
Tak, jego straszny dreszczyk Trident'a.
(Toth, 1974)

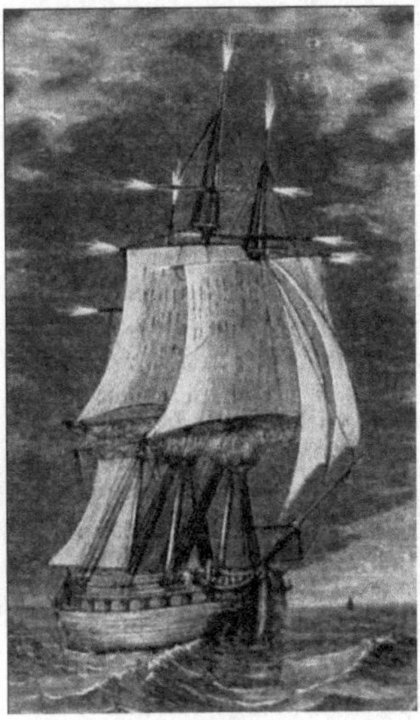

ysunek 1 św. Elmo na masztach statku na morzu

Zjawisko wyładowań elektrycznych obserwowane na masztach i olinowaniu statków wystąpiło, gdy przepływały one przez obszary suchego wiatru, który "ładował" metalowe części masztów izolowane od wyładowań do morza przez drewnianą konstrukcję statku. Naturalnie, zjawisko to wpłynęło na wyobraźnię marynarzy, którzy zinterpretowali je jako Boski Sąd zapowiadający zbliżające się zatonięcie statku. Podobnie, podróżujący przez suche pustynie, gdzie wiatr wiałby nad gorącymi wydmami piaskowymi, często słyszeli puste odgłosy podobne do grzmotów i znajdowali wyładowania elektryczne, które mogły pojawić się między ich rękami a suchą skórą wielbłądów. Bez wątpienia nie jest to przyjemne doświadczenie dla żadnego z uczestników!

W swojej książce John O'Neill opisuje niemal identyczne zjawisko, które Nikola Tesla stworzył w swoim eksperymencie powielania oświetlenia. W eksperymencie Tesla wykorzystała ogromne banki cewek i kondensatorów. Gdy napięcie zaczęło narastać, wokół aparatu pojawiła się niebieskawa poświata.

"...dziwne upiorne niebieskie światło w wielkiej stodole. Zwoje płonęły masą ognistych włosów. Wszystko w budynku kiełkowało igłami ognia, a miejsce wypełnione siarkowym zapachem ozonu, oparami iskier, co było wszystkim, co było potrzebne, aby dopełnić przekonania, że piekło rozpętuje się i wpada do budynku". (O'Neill, 1971) strona 185.

Geniusz Tesli wyprodukował pierwszy w historii człowieka piorunujący i odtworzył Ogień św. Elmo, a następnie najwyraźniej wyprodukował Ogień św. Elmo w szklanej rurze, relacjonuje O'Neill (p139-140):

"Idąc na środek pokoju, Tesla wydał rozkaz, by zgasić wszystkie światła. W laboratorium było ciemno jak w smole. Robotnik stanął z ręką na przełączniku oscylatora. "Teraz!" krzyczał Tesla. Od razu wielkie pomieszczenie wypełniło się błyskotliwym, ale dziwnym niebiesko-białym światłem, a robotnicy ujrzeli wysoką smukłą postać Tesli na środku pomieszczenia, energicznie machającą, co wyglądało jak dwa płonące miecze. Dwie szklane rurki jarzyły się nieziemskim blaskiem, a on parzył i pchał się z nimi, jakby był w podwójnej zapałce szermierczej."

Zjawisko to było dobrze znane równinom w Ameryce w latach wczesnego osadnictwa. Zdolność wysokiego napięcia do jonizacji gazów w otaczającym powietrzu została dramatycznie doświadczona przez niektórych osadników przy otwieraniu żeliwnego pieca i widzeniu, jak wielka niebieskawa kula płomienia wybija się na zewnątrz. Prawdopodobnie metalowy komin pieca przyciągał elektryczność statyczną podczas częstych burz elektrycznych w okolicy. Elektryczność statyczna nagromadzona następnie w piecu stworzyła kulistą niebieską wersję Ognia św. Elmo (Toth, 1974).

Oświetlenie kulowe było regularnie przywoływane w całej zarejestrowanej historii. Jeden z takich przypadków miał miejsce w szkole podczas burzy z piorunami. Wspaniale żarząca się kula o napotkanej stopie wpadła przez otwarte okno i powoli unosiła się do góry, by tuż nad przerażającą głową nauczyciela. Zawisł tam na kilka sekund, a potem zniknął. Podczas jazdy po prostej drodze równoległej do linii energetycznych wysokiego napięcia może się czasem wydawać, że linie te spowija przezroczysta niebieska poświata (Edwards, 1969).

Jeżeli energia elektryczna ładująca przedmiot nie może się rozładować w sposób cichy lub jeżeli energia gromadzi się zbyt szybko, nastąpi silne, głośne rozładowanie. Wyładowanie może być różne w zależności od rodzaju "wstrząsu", który można odebrać podczas wysiadania z samochodu i dotykania nadwozia, aż do pełnej furii piorunochronu.

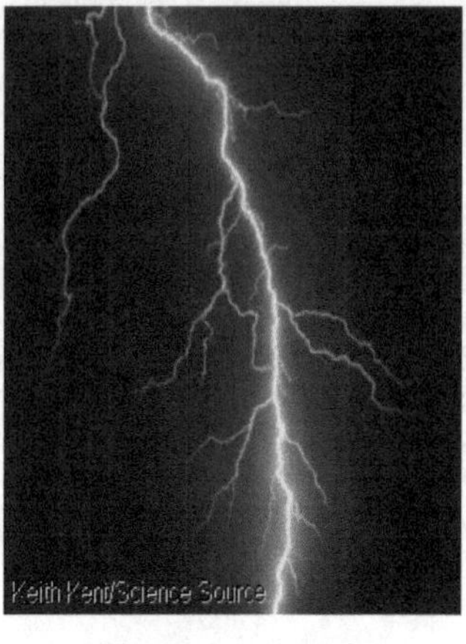

Rysunek 2 Piorun, wyładowanie elektryczne

Niewiarygodnie, zjawisko wyładowań elektrycznych w naturze znane jest nawet z wytrawiania wzorów na szkle. Toth (1974) przytacza przypadek rolnika z Kentucky, który w 1865 r. wyszedł z domu po szczególnie silnej ulewie i ze zdumieniem zobaczył kolorowy obraz szerokiej na sześć cali tęczy wyraźnie wytrawionej w trzech szybach dolnych. Chociaż tęcza nie była widoczna od wewnątrz domu, to była wyraźnie widoczna z zewnątrz. Rolnik udowodnił, że został wytrawiony w szybie podnosząc okno i tym samym podnosząc tęczę. Podobny incydent został opowiedziany, gdy wizerunki mężczyzny w latach sześćdziesiątych i jego starszej matki zostały wytrawione w dużej szybie płytowej, przez którą wiadomo było, że lubili oglądać burze elektryczne. Okno zostało z czasem oszklone, ale później zostało odkryte po ich śmierci w 1903 roku. Okno jest teraz w Instytucie Smithsonian. Został on tam przyjęty przez naukowców jako przykład rzadkiego zjawiska wytrawiania piorunem, chociaż nigdy nie podano żadnego wyjaśnienia, jak ono działa.

Max Toth napisał (Toth, 1974), że jest to rodzaj energii biologicznej, która jest fotografowana w fotografii Kirliana. Ta biologiczna energia lub bioenergia jest rodzajem energii znacznie bardziej subtelnym niż energia elektromagnetyczna i posiada komponent psychiczny, który zostanie omówiony bardziej szczegółowo w dalszej części. Możliwe jest, że na stan bioenergii ma wpływ stan psychiczny (emocjonalny, psychiczny) fotografowanego obiektu.

W XVI wieku powstały eksperymentalne podstawy do badań nad elektrycznością przy użyciu elektroskopu Williama Gilberta. Opracowana w tym czasie przez Querricke i Hawksbee maszyna elektrostatyczna umożliwiła badanie zjawisk elektrycznych w laboratorium. Zjawisko wyładowań elektrostatycznych było tak spektakularne i niezwykłe jak na owe czasy, że w XVI wieku te i kolejne maszyny, które generowały wyładowania elektryczne wytwarzane przez człowieka, stały się powszechnym miejscem rozrywki w arystokratycznych salonach Europy. Interesujące jest to, że te same parametry prądów elektrycznych wytwarzanych w tych maszynach były bardzo podobne do tych, które miały być wykorzystywane jakieś cztery wieki później do wytwarzania zjawisk bioelektrograficznych i znanych obrazów znanych obecnie jako fotografie Kirliana. Wyładowania energii elektrycznej miały wysokie wartości napięcia, ale z powodu słabych prądów miały niską moc.

Pierwszy zapis o możliwości istnienia związku przyczynowo-skutkowego pomiędzy elektrycznością a zjawiskami psychofizycznymi na zasadzie eksperymentu przedstawił W. Watson (1715-1786) w swojej teorii umysłu człowieka. W [XVIII] wieku dalsze prace nad wyładowaniami elektrostatycznymi przy użyciu najnowszego wynalazku Słoika z Lejdy zostały wykonane przez E.G. Von Kleista i P. Von Musschenbrocka. Słoik Leyden Jar wzbudza[2] ogromne zainteresowanie eksperymentami z elektrycznością. Gdyby iskry generowane przez ludzi jako obiekty zostały zarejestrowane na światłoczułych emulsjach, byłyby pierwszymi elektrografami.

Pierwsze udokumentowane badania i wyjaśnienie polaryzacji ciała ludzkiego w warunkach ładunków elektrostatycznych przeprowadził Benjamin Franklin (Dumitrescu & Kenyon J, 1983). Franklin badał również dogłębnie wyładowania elektryczne wytwarzane między różnie naładowanymi organizmami.

"Analiza tych wyładowań przeprowadzona przez Franklina stanowi pierwszy właściwy opis efektu elektrograficznego w żywym organizmie." str. 5.

---

[2] Słoik Leyden Jar był jedną z najwcześniejszych i najprostszych form kondensatora elektrycznego. Wynaleziony w 1745 r. oryginalny słoik był szklanym słoikiem z korkiem zawierającym wodę, z drutem lub gwoździem wystającym przez korek do wody. Słoik został naładowany, trzymając go w jednej ręce i doprowadzając odsłonięty koniec przewodu do kontaktu z urządzeniem elektrycznym. W przypadku przerwania kontaktu pomiędzy przewodem a źródłem prądu i dotknięcia go drugą ręką doszło do rozładowania i doszło do gwałtownego wstrząsu. Nowoczesny słoik Leyden jest pokryty wewnątrz i na zewnątrz folią cynową. Kontakt elektryczny jest wykonany za pomocą mosiężnego pręta, który przebija korek słoika i jest połączony z wewnętrzną warstwą metalu za pomocą łańcucha. Całkowite rozładowanie następuje, gdy obie powłoki są połączone przewodem. Słoik Leyden Jar jest nadal często używany w laboratoriach do celów demonstracyjnych i eksperymentalnych.

Franklin, w swoim dobrze znanym eksperymencie, użył latawca z dobrym przewodnikiem elektrycznym w postaci mokrego sznurka. Dlatego też wytworzył on wyładowanie elektryczne mierzone w mV (miliwoltach).

Jak wspomniano wcześniej, w 1777 roku pierwsze zdjęcia elektrograficzne wykonał G.C. Lichtenberg. Zostały one wytworzone poprzez mobilizację bardzo drobnego proszku pomiędzy dwoma naładowanymi elektrycznie elektrodami tzw. Obrazy elektrograficzne były później rejestrowane przy użyciu procesu dagerotypii[3], który zastąpił obrazy graficzne tworzone przez efekt ciężaru-motoru. Obrazy wykonane tą techniką zyskały miano obrazów Lichtenberga lub clydonografów.

Na początku lat 80-tych XIX wieku do USA przybyła słynna syberyjska Nicola Tesla. Tam na pewien czas wstąpił do firmy Edison (słynącej z żarówek) i założył własną firmę. Genialny człowiek, między innymi, Tesla zbudował pierwszy silnik prądu zmiennego, generator prądu zmiennego, cewkę wysokiej częstotliwości i transformator oraz pokazał, jak za pomocą pól elektrycznych można oświetlić 200 lamp na odległość 25 mil. Był pionierem w eksperymentowaniu z fotografią wysokiego napięcia. Tesla wynalazł cewkę Tesli w 1891 roku. Pokazał, że wyładowania świetlne pojawiają się wokół ciała, gdy jest ono wystawione na działanie silnego pola elektromagnetycznego o wysokiej częstotliwości przy użyciu transformatorów wysokiego napięcia. Tesla była jedną z pierwszych osób, które użyły pól wysokiego napięcia o wysokiej częstotliwości do naświetlania klisz i papieru fotograficznego (Snellgrove, 1996).

Proces fotograficznego zapisu pozornych promieni wydawanych przez organizm ludzki w obecności tych pól elektromagnetycznych znany był jako effluviography "...i kilku ówczesnych lekarzy i fizyków było kuszonych, aby przypisać tym wyładowaniom świetlnym znaczenie psychofizjologiczne". (Dumitrescu & Kenyon J, 1983) str. 4. Fakt, że niektórzy ludzie potrafili zmieniać fotografie poprzez kontakt ręczny, podsycał ten pomysł.

Pierwsze obrazy elektrograficzne z zastosowaniem elektroluminescencji otrzymał w 1892 roku polski lekarz i fizyk Jacob Jodko-Narkiewich[4]. Szeroko wykształcony człowiek, praca Narkiewicza w dziedzinie elektrografii była obszerna, innowacyjna i przełomowa. Studiował medycynę, elektryczność i sztuki piękne w Moskwie i Paryżu. W 1892 roku Narkiewich opublikował pierwsze

---

[3] technika fotograficzna wynaleziona przez francuskiego malarza Louisa Jacques'a Daguerre'a (1789-1851) w 1837 roku. W 1829 r. rozpoczął współpracę z fizykiem Josephem Niepcem. Po śmierci Niepce'a Daguerre zrewidował i udoskonalił ten proces, a w 1837 roku udoskonalił dagerotypię. Ta metoda fotografowania, która wykorzystywała metalowe płytki, była najwcześniejszą powszechnie stosowaną z fotografii.

[4] Wydaje się, że w literaturze pojawia się zamieszanie co do dokładnej formy nazwiska tej osoby, prawdopodobnie spowodowane po części tym, że niektóre źródła są rosyjskie, a inne niedokładne! Wersje obejmują Jacoba Iodko-Narkevitcha, J.J. Narkiewicza-Jodko, Yakuba Narkevitcha-Jodko lub po prostu J.J. Narkiewicza. W niniejszym artykule użyto nazwy cytowanej przez Krippnera - Jacob Jodko Narkiewich.

wyniki badań nad zachowaniami ludzkimi i rozpoczął badania nad wyładowaniami wysokiego napięcia. Jego badania obejmowały obserwację, że zdjęcia osób zdrowych różniły się od zdjęć osób chorych. Podobnie zauważono różnice pomiędzy elektrografami osób zmęczonych lub podekscytowanych, śpiących lub śpiących. Ponieważ Narkiewich utrzymywał, że na promieniowanie emitowane przez te zrzuty mogą wpływać osoby, postulował, że taka technika może być przydatna we wskazywaniu psychologicznej zgodności między ludźmi.

Narkiewich odkrył, że zbliżenie dowolnego obiektu do cewki Tesli spowodowało, że wokół niego świeci się niebieskie światło. Łuna ta wytwarzana była wokół każdego używanego przedmiotu, takiego jak monety, liście, próbki rudy lub części ciała. Niebieską poświatę można było nie tylko zobaczyć, ale i sfotografować. Narkiewich stwierdził, że blask będzie się różnił wielkością i jasnością w zależności od stanu fizycznego i psychicznego obiektu. Niestety, jego płyty zostały utracone podczas Rewolucji Rosyjskiej. "Rok 1914 był rokiem 1917, a badania wraz z badaczami zostały przejęte pod sztywną proletariacką kontrolę." (Korotkov, 1998b).

Badania Narkiewicza zostały następnie przejęte przez M. Pogorelskiego w Rosji i Bartłomieja Nawratiła w Czechosłowacji. Praca profesora Navratila doprowadziła go do zbadania i opisania "nowego rodzaju wzoru elektrycznego", który uwidocznił się w elektrografii (słowo, które pierwszy raz wymyślił). Jego dotychczasowa twórczość została później przedstawiona w artykule w 1911 roku. Zainteresowanie bioelektrografią w tym czasie jednak znacznie zmalało w związku z rozwojem aparatu rentgenowskiego i niewiele badań nad tym zjawiskiem przeprowadzono. Wykorzystanie promieni rentgenowskich do wizualizacji głębokich struktur w organizmie przyćmiło odkrycia pionierów takich jak powyżsi w dziedzinie bioelektrografii.

Jednak pod koniec XIX wieku i na początku XX wieku kontynuowano sporadyczne prace, w wyniku których powstały obrazy fotograficzne interesujące psychologów, jeśli nie główny nurt środowiska naukowego. Zauważono wówczas, że takie rzeczy jak sucha skóra i rodzaj ubioru noszonego przez uczestników badań oraz staranna kontrola warunków otoczenia, takich jak wilgotność powietrza i wysoka temperatura, mogą ułatwić wykonanie dobrej jakości zdjęć.

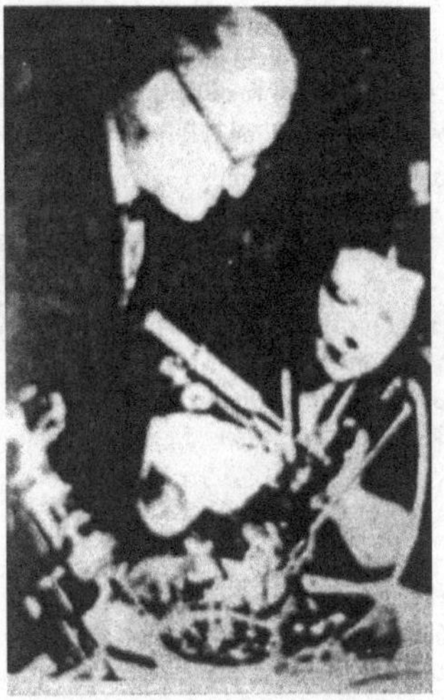

- Rysunek 3 Semion i Valentina Kirlian

Mniej więcej w tym czasie badania i eksperymenty naukowe z cewką Tesli nabrały rozpędu i na początku 1900 roku dr E Strong of Tufts University Medical School w USA użył cewki Tesli do produkcji elektrografów ręki. Naukowcy w Rosji byli jednak w czołówce tego typu fotografii i wykonali jedne z najbardziej innowacyjnych i kreatywnych prac tamtego okresu. To przywództwo na resztę świata trwa do dziś, co zobaczymy w dalszej części rozdziału opisującego rozwój kamery GDV[5]. Według Snellgrove'a jest to częściowo spowodowane tym, że

5 u opracowana przez dr Konstantina Korotkova w

F

pomysły Tesli i innych wynalazców zostały tam potraktowane poważnie (Snellgrove, 1996).

W 1930 r. dr Pratt i Schlemmer studiowali w Pradze odbitki kontaktowe różnych przedmiotów umieszczanych na emulsji fotograficznej w polu elektrycznym podczas wyładowań elektrycznych. Ich wyniki zostały opublikowane w "*Journal of the Biological Photographic Association*", który opisuje ich doświadczenia z wykorzystaniem żywych tkanek, a nie metali. Ich opis elektrografii jest aktualny do dzisiaj, a proces ten polega na wykonaniu odbitek różnych obiektów, które stykają się z emulsją fotograficzną w polu elektrycznym podczas wyładowań elektrycznych.

W 1939 roku, dziesiątki lat po pierwszych eksperymentach, Semion Kirlian wraz z żoną Valentiną rozpoczęli to, co miało okazać się trwającym całe życie poszukiwaniem i badaniem fascynującego zjawiska bioelektrografii. W tym czasie Semyon Kirlian był rosyjskim brygadzistą, który naprawiał sprzęt medyczny. Jak wiele ważnych odkryć Kirlian Photography był wynikiem wypadku. Kirlian został wezwany do instytutu badawczego w celu naprawy instrumentu. To tam był świadkiem pacjenta poddawanego elektroterapii. Zauważając, że między dwiema elektrodami a skórą pacjenta Kirlian zastanawiał się, co by się stało, gdyby umieścił arkusz materiału światłoczułego między maszyną a

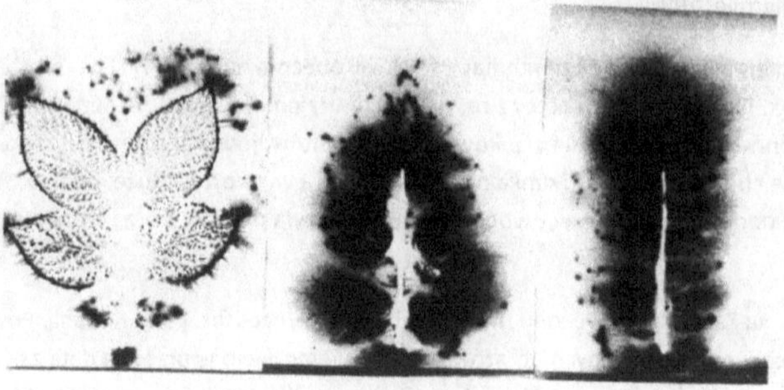

Rysunek 4 Trzy fotografie Kirliana wykonane w 5-minutowych odstępach odciętego liścia, przedstawiające wyraźne dowody na istnienie "ciała energetycznego".

ręką. Stwierdził on, że odciski tego zjawiska można uzyskać na kliszach fotograficznych poprzez oddziaływanie z prądem elektrycznym.

Podobnie jak Narkiewich, Kirlian był zaintrygowany tym, że blask lub korona otaczająca palce zmienia kolor i rozmiar w zależności od stanu psychoemocjonalnego jednostki. To właśnie ta cecha blasku przyciągnęła uwagę naukowców na całym świecie i spowodowała odrodzenie się badań przynoszących sławę Kirlianowi i jego żonie. Oboje spędzili resztę życia studiując i badając to zjawisko w pomieszczeniu zamienionym na laboratorium w ich domu. Dalszy rozwój sprzętu Kirlian był w stanie monitorować wyładowania luminescencyjne na bieżąco, co przyniosło imponujące rezultaty. Ręka została przekształcona w pokaz iskier świetlnych, flary i efektów migotania w ogromnym pokazie żywego koloru. Niektóre światła wydawały się poruszać, podczas gdy inne pulsowały. Część dłoni wyglądała na pochmurną, ale kontur pojawił się jako pokaz fajerwerków, a w tle fizyczna dłoń była widziana słabo. Kirlian wierzył, że jego praca przenosi się na niezbadane terytorium.

Choć w kolejnych latach wprowadzono różne wariacje i modyfikacje techniki, to jednak nazwa Kirlian kojarzyła się później z lśniącymi obrazami i od tego czasu używa się określenia "Kirlian Aura". Od 1970 roku rozpoczęły się badania na ten temat i do chwili obecnej napisano na ten temat setki prac i partytur książek.

Na przykład Kirlianie przekonali się, że obrazowane zjawisko to wewnętrzne ciało światła, które odzwierciedla stan zdrowia organizmu. Jeden z ich przełomów nastąpił, gdy sfotografowali dwa liście, które uważali za identyczne. Najwyraźniej nie, ponieważ jeden z liści wykazywał oczekiwaną aurę, podczas gdy drugi wydawał się nudny i bez życia. Podczas quizu dawcy liści stwierdzono, że jeden z nich pochodził ze zdrowej rośliny, a drugi z rośliny skażonej trucizną. Patrz rysunek 2, aby zobaczyć przykład zanikającej energii korony w ciągu pięciu minut. Wyraźną konsekwencją jest to, że istnieje duże prawdopodobieństwo, że fotografia Kirliana może przewidzieć początek choroby. Kirlianie zasugerowali istnienie "wewnętrznego ciała energetycznego", które "jest całym zjednoczonym organizmem samym w sobie, mogącym manifestować swój własny zakres pól bio-agnetycznych". (Snellgrove, 1996).

Od 1970 roku rozpoczęły się badania na ten temat i do chwili obecnej napisano na ten temat setki prac i partytur książek. Kirlian, we współpracy z rosyjskim chirurgiem Rubenem Stepanovem, wykonał zdjęcia koronowe próbek tkanki żołądkowej 166 pacjentów, jednych chorych na raka, innych na jakąś formę choroby żołądka. Tkanka nienowotworowa wytworzyła duże, dobrze zdefiniowane plamy, podczas gdy tkanka nowotworowa wytworzyła drobne, białe i szare plamy na zdjęciu.

Dopiero w 1959 roku na Zachodzie zwrócono uwagę badaczy na proces fotografii Kirliana. Poważne badania naukowe tych luminescencyjnych obrazów zostały uniemożliwione przed tą datą ze względu na fakt, że z czysto biurokratycznych powodów fotografia korona discharge została zaklasyfikowana przez ówczesny rząd rosyjski jako tajna.

W 1961 r. Kirlianie zgłosili pierwszy patent na ten proces, a w 1964 r. zjawisko prezentowane przez fotografię Kirlianowską zostało przedstawione pod opisem "fotografia wysokiej częstotliwości, wysokiego napięcia" (Kirlian & Kirlian, 1961). W 1961 roku w rosyjskim czasopiśmie "*Scientific and Applied Photography and Cinemaphotography*" ukazała się pierwsza praca naukowa Kirliana, której współautorem była jego żona. Kirlianie opisali swoją pracę jako "jedną z transformacji nie-elektrycznych zjawisk żywej i nieożywionej natury w zjawiska elektryczne". Kirlian, 1961 #6]. Artykuł, który sprowadził twórczość Kirlianów do świata zachodniego, został opublikowany w 1964 roku w czasopiśmie "*Świat sowiecki*". Jeszcze większy rozgłos dla ich pracy nadszedł w 1970 roku, kiedy to dziennikarze Ostrander i Schroeder opublikowali zdjęcia "fantomowego efektu liści" w książce "Odkrycia za żelazną kurtyną", a w 1974 roku Kirlian otrzymał od rządu sowieckiego tytuł "Honorowego Wynalazcy" (Gadsby, 1991).

Zjawisko elektroluminescencji zaczęło interesować grupę amerykańskich badaczy, którzy zaczęli eksperymentować w tej dziedzinie w latach 60-tych (Dumitrescu & Kenyon J, 1983). W Nowym Jorku w 1972 r. odbyła się pierwsza konferencja poświęcona fotografii kirlijskiej zatytułowana "Kirlian photography, Acupuncture and the human aura", a w 1976 r. w USA powstało Międzynarodowe Stowarzyszenie Badań Kirlijskich (IKRA). Dzięki temu powstało scentralizowane forum wymiany pomysłów i badań nad tym zjawiskiem. "Fotografia Kirlianowska", tj. wysokoczęstotliwościowa (około ^{105} - ^{107} Hz) elektrofotografia wysokonapięciowa (około 0.3 - 120 kV), jak wspomniano powyżej, została nazwana imieniem Kirlianowskich z powodu ich wkładu. Jednak nie byli oni pierwszymi, którzy pracowali na ten temat (Omura, 1976).

Wraz z nadejściem lat 70. nastąpiło ponowne zainteresowanie fotografią Kirlianowską. Kontrowersje towarzyszyły temu procesowi - co dokładnie fotografuje? Niestety, zbyt entuzjastyczni amatorzy, nie zwracający uwagi na rygorystyczną metodologię naukową we wczesnych eksperymentach, skłonili niektórych członków środowiska naukowego do odrzucenia jej jako nic innego jak tylko ciekawostkę (Gadsby, 1991). Pod koniec lat 80-tych Vittoria Adamenko, lekarz medycyny i jedna z czołowych postaci w tej dziedzinie podczas badań nad fotografią Kirlianowską w Atenach, Grecja zasugerowała, że niechęć środowiska naukowego do zaakceptowania tego procesu jako niezawodnego narzędzia wynikała z dwóch czynników:

1. Entuzjastyczne wykorzystanie i interpretacja fotografii Kirliana przez praktyków, którzy nie zastosowali do swojej pracy rygorystycznych metod naukowych oraz
2. bardzo zróżnicowane rodzaje sprzętu używanego do tworzenia obrazów, które z pewnością przyniosą różne rezultaty.

W latach 80-tych XX wieku zanikło zainteresowanie amatorów i nastąpił wzrost poważnych badań naukowych, medycznych i klinicznych. Niewielkie zainteresowanie odnotowano w Wielkiej Brytanii włączeniem kirlijskich technik skanowania do opieki zdrowotnej, jednak o wiele większe jest zainteresowanie w takich krajach jak Rosja i Rumunia i to właśnie tutaj skanowanie kirlijskie według Dimitrescu i Kenyon wykorzystuje się rutynowo w badaniach i diagnostyce szpitalnej (Dumitrescu i Kenyon J, 1983).

Ważnym wydarzeniem w dziedzinie fotografii kirlijskiej było opracowanie przez dr Konstantina Korotkova w 1995 r. w Sankt Petersburgu (Rosja) Techniki wizualizacji wyładowań gazu (GDV). Technika ta, jak zostanie szczegółowo omówiona później, stanowi ogromny krok naprzód w rozwiązywaniu dwóch podstawowych problemów Adamenki. Problemy związane z brakiem standaryzacji sprzętu zostały skutecznie rozwiązane wraz z problemami interpretacji obrazu dla celów diagnostycznych.

Podsumowując, dr Konstantin Korotkov zorganizował historyczny rozwój elektrografii w kilku konkretnych okresach (Korotkov, 1998a), str. 18-19, a mianowicie:

Pierwsze odkrycia

1777 - G. C. Lichtenberg w Niemczech zarejestrował elektrografy wyładowań ślizgowych w pyłach wytworzonych przez elektryczność statyczną i iskry elektryczne.
1880 - Nicola Tesla w USA pokazał, że wyładowania świetlne pojawiają się wokół ciała, gdy jest ono wystawione na działanie pola elektromagnetycznego o wysokiej częstotliwości.

1892 - J. J. Narkiewich-Jodko w Rosji badał elektrografię i opracował ją jako metodę badania ludzkich potencjałów. Jego badania przejęły M. Pogorelski w Rosji i B.I. Navratil w Czehii.

1930 - dr Pratt i Schlemmer w Pradze badali odbitki kontaktowe różnych przedmiotów umieszczonych na emulsji fotograficznej w polu elektrycznym podczas wyładowań elektrycznych.

Etap identyfikacji problemu

1939 - rosyjski technik Semyon D. Kirlian naprawiał sprzęt w szpitalu, gdy zauważył, że poprzez oddziaływanie prądów elektrycznych i płyt fotograficznych na kliszy powstają odciski organizmów żywych. Kirlian i jego żona Valentina rozpoczęli poszukiwania wiedzy, które trwały całe ich życie. (Valentina zmarła w 1972 roku, Semion poszedł za nią w 1978 roku).

Lata 70. - dzięki książce "Psychic Discoveries Behind the IronCurtain
" S. Ostrandera i L. Schroedera praca Kirlianów stała się znana w USA.

1970-80 - Setki entuzjastów na całym świecie zajmują się reprodukcją
zdjęć Kirliana. Czas wielkich nadziei i wielkich pytań.

Etap gromadzenia danych w systemie przedparadygmatycznym

1983-86 - I. Dumitrescu w Rumunii, P. Mandel w Niemczech, N. Melhomens w Brazylii, A. Lerner we Francji, H. Oldfield w Anglii i wiele innych opracowało różne podejścia do diagnostyki z wykorzystaniem procesu elektrofotograficznego.

1980-95 - Wydano setki artykułów i dziesiątki książek. Zebrano wiele ciekawych obserwacji oraz zestaw korelacji statystycznych. Ujawniają się główne zasady fizyczne fotografii Kirliana. Wszyscy naukowcy używali techniki fotopapieru.

Paradygmatyczna Scena Naukowa.

1995 - Nowe podejście naukowe, oparte na technikach CCD Video, nowoczesnej elektronice i komputerowym przetwarzaniu danych -
Technika GDV (Gas DischargeVisualisation
Technique).

Zastosowania fotografii Kirliana

Kirlian Photography ma wiele zastosowań. W 1990 r. Druga Międzynarodowa Konferencja Unii ds. Bioelektrografii Medycznej i Stosowanej w Londynie wykorzystywała obrazy bioelektrograficzne na wiele sposobów. Zainteresowanie praktycznym zastosowaniem Fotografii Kirliana zaczęło przewyższać zainteresowanie jej fizyką. Snellgrove powołuje się na wybór setek możliwych zastosowań dla Kirlian Photography:

1. Wykrywanie choroby przed wystąpieniem objawów fizycznych
2. Pomiar siły życiowej w nasionach i roślinach;
3. Do stosowania w połączeniu z innymi terapiami, takimi jak akupunktura, homeopatia i uzdrawianie duchowe jako kontrola krzyżowa skuteczności tych metod;
4. w celu zbadania resztkowych toksycznych skutków narkomanii;
5. aby ocenić wpływ rodzicielskiego konfliktu na dzieci;
6. aby ocenić zgodność psychologiczną między dwoma osobami;
7. aby ocenić zdolność terapeuty do aktywowania procesu samouzdrawiania u pacjenta.

(Snellgrove, 1996)

Mechanizm fotografii kirlijskiej

"Różnica między tym, co żywe, a tym, co nieżywe, między życiem a śmiercią, jest tak oczywista, że naturalne jest postulowanie jakiejś ważnej istoty, by ją rozliczyć." (Taylor 1998)

Teoria Kirliana

Mówi się, że fotografia Kirliana fotografuje aurę (Pankratz, 1989), (Brennan, 1987). Pytanie więc nie tyle o to, jak działa fotografia Kirliana, co o to, co dokładnie jest fotografowane? W tej części opisana zostanie teoria leżąca u podstaw fotografii Kirliana oraz omówione zostanie aktualne rozumienie natury pola energetycznego, które jest obrazowane.

Żywe rzeczy są otoczone morzem energii elektromagnetycznej, o różnej głębokości, czasami spokojne, a czasami, gdy uderzyła choroba, burzliwe i niebezpieczne. Kirlian Photography oferuje możliwość monitorowania jego ciągle zmieniającego się krajobrazu morskiego pod warunkiem zastosowania rygorystycznej metodologii naukowej. (Gadsby, 1991)

Aura

W całej historii ludzkości trwają spekulacje na temat istnienia i natury aury - światła lub mgły, która zdaje się otaczać wszystkie żywe organizmy. Idea istnienia pewnego rodzaju "blasku ciała" była postulowana i spekulowana od czasów starożytnych. Chociaż język używany przez tradycyjnych mistyków rzadko używa terminu bioplazmatycznych lub fotonicznych pól energetycznych, to jednak ich tradycje i przekonania w ciągu czegoś takiego jak 5000 lat są zgodne z obserwacjami, które naukowcy zaczęli ostatnio przeprowadzać (Brennan, 1987). Brennan opisuje aurę jako rodzaj zbiorowej jednostki i nazywa ją "Polem Energii Człowieka" (HEF), tzn. sumą wszystkich pól i emanacji z ciała (p34). W całej historii człowieka ten HEF był opisywany na różne sposoby. Brennan pisze: "Starożytna indyjska tradycja duchowa, licząca ponad 5000 lat, mówi o uniwersalnej energii zwanej *Prana*. Ta energia jest postrzegana jako podstawowy składnik i źródło wszelkiego życia. ... Chińczycy, w trzecim tysiącleciu p.n.e. stworzyli istnienie energii życiowej, którą nazywali Qi. Cała materia, ożywiona i nieożywiona, składa się z tej uniwersalnej energii i jest nią przesiąknięta. ... Kabała, żydowska teozofia mistyczna, która rozpoczęła się około 538 r. p.n.e., odnosi się do tych samych energii jak "światło astralne". (p29)

Pole ludzkiej energii jest szczegółowo opisane w szerokim zakresie nauk ezoterycznych, takich jak te z Teozofów, starożytnych tekstów hinduistycznych, buddyzmu tybetańskiego i zen, medycyny rdzennoamerykańskiej, Rudolfa Steinera i tak dalej. W Starym Testamencie znajdują się liczne odniesienia do światła otaczającego ludzi i pojawiających się świateł: "Gdy prorocy ujrzeli Boga i zobaczyli Go w aureoli, zostali natchnieni głęboką czcią" (Daniel, 7:9, 10 Objawienie). W ciągu ostatnich lat współczesne badania naukowe zdołały dodać obserwacje na bardziej konkretnym i przewidywalnym poziomie, rzucając tym samym więcej światła! na to, czym dokładnie jest aura.

Badania naukowe nad aurą

Idea uniwersalnej energii, która przenika wszystko, zafascynowała wielu znanych naukowców w całej historii. Jednak prace nad emanacją energetyczną lub polami bioelektrycznymi organizmów były zazwyczaj postrzegane przez główny nurt nauki (z pewnością poza Rosją) jako zdecydowanie poza centrum i nieco dziwne. W rzeczywistości wszystkie rzeczy parapsychologiczne są w wielu kręgach naukowych uważane za niewłaściwe tematy do badań naukowych lub psychologicznych. Fotografia Kirliana była, i do pewnego stopnia nadal jest uważana za taką właśnie. "Jakoś nauka tego wieku nowoczesnego i religia średniowiecza wydają się bardzo do siebie podobne, z ich autokracjami i listą herezji" (Moss, 1981).

Ciekawym ćwiczeniem może być zbadanie historycznego kontekstu współczesnych badań Kirlianowskich nad polami energetycznymi i krótkie spojrzenie na opór, jaki często napotyka wielu ich poprzedników w rękach ich współczesnych, zwłaszcza tych, którzy badali pola energetyczne. Pionierzy, w każdej dziedzinie, ze swej natury nie uznają żadnych granic. Oldfield przytacza następującą listę pionierów badań nad polami energii bioelektrycznej, którym trudno było, mówiąc delikatnie, w ciągu swojego życia i ostatecznie "pozbyć się" ich mniej eklektycznych i oświeconych kolegów naukowców. (Oldfield & Coghill, 1988)

Doktor Franz Anton Mesmer	"mesmeryzm	zdetonowany
Ruth Drown	instrumenty radiowizji	zmarł w więzieniu
Wilhelm Reich	energia orgoniczna	zmarł w więzieniu
Upton, Knuth i Armstrong	homeotron	zmuszony do ogłoszenia upadłości
Dr Albert Abrams	oscyloklast	z napisem "umarł ze wstydu".
George de la Warr	Maszyna radiologiczna	prawie zbankrutowany w wyniku postępowania sądowego
... i innych pracowników w dziedzinie bioenergii, takich jak C M Allen (doprowadzony do szaleństwa), dr K M Jessup (samobójca lub zamordowany) i Bill Moore, badacz i autor, który uciekł do odwrotu. Więcej szczegółów w książce Oldfielda "Dark side of the Brain" (Oldfield & Coghill, 1988).		

Słynny Nikola Tesla, który zmarł bez grosza w swoim mieszkaniu w Ameryce. Wiele z jego wynalazków było za jego czasów traktowanych z głębokim sceptycyzmem. Władze oczyściły mieszkanie Tesli ze wszystkich dokumentów związanych z jego wynalazkami, aby upewnić się, że nie zostały utracone żadne istotne informacje, które mogłyby być użyteczne dla państwa. Oldfield opisuje liczne przypadki "establishmentu" próbującego zapobiec rozprzestrzenianiu się innowacji w dziedzinie badań nad bioenergią (Oldfield & Coghill, 1988). Jako przykład, jeden z istotnych tutaj przypadków (i prawdopodobnie najbardziej tragiczny) jest ten dotyczący dr Alberta Abramsa i późniejszego wynalazku homeotronu.[6]

---

[6] Homeotron został wynaleziony w 1952 roku w Ameryce przez trzech inżynierów z Princeton (Upton, Knuth i Armstrong). Zmodyfikowali oni sprzęt Abramsa, aby rozwiązać problem zwalczania szkodników. Gdyby to zadziałało, Homeotron okazałby się naprawdę bardzo lukratywny. Maszyna została nazwana homeotronem, ponieważ nadawała te same (greckie słowo *homoia* oznacza "te same") fale, które odbierała (ta sama zasada, na której opiera się radionika). Maszyna okazała się bardzo skuteczna, dając nawet 25% wzrost plonów w uprawach. Niesamowite, a zarazem najtrudniejsze do zaakceptowania było założenie, że maszyna jest równie efektywna przy

Abrams urodził się w San Francisco, był bardzo zamożny i studiował zaawansowaną medycynę na Uniwersytecie w Heidelbergu pod koniec XIX wieku. Uniwersytet przyznał mu najwyższe wyróżnienia i złoty medal za swoją pracę. Jeden z kolegów profesorów wspomniał Abramsowi, że cebula wykorzeniona i pozostawiona w sąsiedztwie innych, które były jeszcze posadzone, wydawała się mieć negatywny wpływ na te, które były jeszcze posadzone w ziemi, podczas gdy cebula dalej wydawała się nietknięta. Abrams następnie postulował, że chore organizmy/komórki wydzielają nieznaną formę promieniowania, które może wywołać ten sam stan u sąsiednich organizmów. Zauważył już wcześniej, że śpiewacy operowi potrafią rozbić szkło tylko swoim głosem i w związku z tym zastanawiał się, czy podobny efekt promieniowania rezonansowego może wystąpić w przypadku cebuli - czy umierająca cebula szkodzi tam sąsiadom? Stwierdził też, że te promieniowanie może zostać anulowane.

Podobne zjawisko zaobserwował japoński akupunkturysta i fizyk Yasumasa Katsumata. Stwierdził, że każda substancja, która zajmowała określoną przestrzeń, po jej usunięciu pozostawi w niej niektóre ze swoich właściwości. Nazwał to "Sayoshi" - "funkcja fantomowa". (Katsumata, 1988)

Po powrocie do Ameryki Abrams natknął się na podobny, jeśli nie identyczny efekt podczas nauczania patologii na Uniwersytecie Stanforda. Zauważył różnicę między dźwiękiem wydawanym podczas stukania w brzuch zdrowego człowieka, a dźwiękiem wydawanym przez osobę chorą. Dalsze eksperymenty wykazały, że nieznane fale z chorych okazów tkanek mogą być odbierane przez inną osobę i znajdują odzwierciedlenie w tonacji mięśniowej jego tkanek, zwłaszcza włókien mięśniowych i nerwowych w brzuchu.

W konsekwencji tego i innych badań Abrams stwierdził, że należy porzucić obecne naukowe przekonanie o komórkowym pochodzeniu choroby na rzecz takiego, które opiera się na skutkach promieniowania. Postulował, że tylko dlatego, że składniki molekularne komórek są zmieniane przez wypromieniowane zmiany w składzie ich elektronów, choroba występuje w pierwszej kolejności. Odkrył, że promieniowanie z patologicznego okazu może być rzeczywiście przenoszone przez przewód w tym samym czasie, co ruchy elektryczne.

Jednakże, kontynuując swoje badania w dziedzinie życia, w 1924 roku Abram twierdził, że może zdiagnozować chorobę i stopień jej zaawansowania od kropli krwi pacjenta okazał się słomką, która złamała naukowe grzbiety wielbłąda. Nawet jeśli dziś możemy pobrać odciski palców DNA z kropli krwi Abrama z lat 20. ubiegłego wieku, społeczność naukowa nazwała go szarlatanem. Jego reputacja została jeszcze bardziej nadszarpnięta w związku z propozycją, że chinina może leczyć malarię nie z powodu jakiegokolwiek działania chemicznego/farmaceutycznego, ale z powodu promieniowania z cząsteczek chininy, które eliminuje dokładnie emisje z patogennych komórek malarii. Z pomocą inżyniera, Sama Hoffmana, Abrams zbudował maszynę do emisji fal radiowych w taki sposób, aby skutecznie neutralizować "złośliwe fale radiowe" emitowane przez chore okazy.

---

wykorzystaniu zdjęcia lotniczego obszaru, który ma być poddany obróbce. Firma utworzona w celu wprowadzenia na rynek tego urządzenia została wkrótce zmuszona do ogłoszenia upadłości przez pozwy sądowe i producentów środków zwalczania szkodników. Interesujące jest to, że "Establishment's" przeprowadził nowsze badania nad ideą rezonansu i pól energii organicznej w odniesieniu do Lanceta, który opisuje wykorzystanie fal radiowych emitowanych przez stację radiową w Niemczech, która najwyraźniej doprowadza komary do szaleństwa, ale nie przeszkadza słuchaczom (The Lancet, 1998; 352: 634).

W 1922 r. Abrams opublikował swoje wyniki i natychmiast został okrzyknięty przez American Medical Association i British Medical Journal kwaczem i szarlatanem. "Pomimo mistrzostwa wielu wybitnych medyków, Abrams zmarł dwa lata później, zabity przez hańbę, a czasopismo *Scientific American* nadal szkaluje jego pracę w osiemnastu kolejnych wydaniach." (Oldfield & Coghill, 1988) (p49)

Oldfield dalej cytuje nowszą demonstrację takich autarchicznych zachowań naukowców wobec ich rówieśników można zobaczyć w pracy dr Stephena Schoenthalera, profesora kryminologii na Uniwersytecie Kalifornijskim w USA (Edwards, 1998). Schoenthaler stwierdził w wyniku szeregu eksperymentów przeprowadzonych w 1995 r., że zmniejszenie spożycia cukru i ilości przetworzonej żywności spożywanej przez młodocianych więźniów w wielu ośrodkach poprawczych zmniejszyło częstotliwość występowania zachowań agresywnych i rządziło naruszeniami prawa o oszałamiające 40% w niektórych miejscach.

Te dramatyczne ustalenia mają oczywiste konsekwencje dla rządów stojących w obliczu coraz większego poziomu przestępczości nieletnich. Teraz wydaje się, że przynajmniej część z nich wynika z nieodpowiedniego odżywiania. Tak radykalny jest jednak pomysł, że Szenthaler nie mógł zostać opublikowany w żadnym większym czasopiśmie naukowym. Na przykład czasopismo "Nature" po prostu odmówiło rozważenia jego pracy, a prestiżowe czasopismo "Science" stwierdziło, że temat "nie jest interesujący" (s. 12).

Edwards mówi dalej, że postęp nauki opiera się na otwartym pościgu i nieograniczonym rozpowszechnianiu wiedzy. Jednak, jak twierdzi Edwards, wydaje się, że w praktyce nauka jest skonstruowana tak, aby robić coś wręcz przeciwnego. Wiele czasu nie do pokonania jest przeszkodą dla tych, którzy swoją pracą kwestionują współczesne myślenie lub mogą obrazić szczególne grupy interesu. Utrzymanie i kariera zawodowa mogą być zagrożone, co powoduje, że niewielu "pionierów" z odwagą i wytrwałością podąża za heretyckimi liniami dochodzenia do końca. Kiedy to zrobią, system często znajdzie inne sposoby "powstrzymania prawdy przed wydostaniem się na zewnątrz". Decyzja o niepublikowaniu jest po prostu ukrytą cenzurą. "Więc, kto jest typem osoby, która nie uważa, że odkrycie Schoenthalera jest ważne? Wielu wysokich kapłanów nauki, którzy czują się pocieszeni pewnością, że ziemia jest rzeczywiście płaska" (Edwards, 1998) (s. 12).

W całej historii nauki istnieje wiele przykładów bardziej prozaicznych i być może ulteriori motywów wykluczenia i wygnania takich badaczy z ortodoksyjnych badań naukowych. Wydaje się, że wzajemna akceptacja zawsze była trudniejsza do uzyskania dla osób próbujących badać i wyjaśniać kwestie związane z bioenergią (Oldfield & Coghill, 1988).

Hipoteza Kirliana

Prace badawcze w Rosji zbadały w sposób historyczny charakter bio-pola i według Ostrandera "jego istnienie zostało już dawno zweryfikowane naukowo" (Ostrander & Schroeder, 1973). Najnowsze badania koncentrują się na próbach zrozumienia i pomiaru pola bioenergetycznego w odniesieniu do jego przydatności (lub jej braku) w diagnostyce patologii i energetyki (Korotkov, 1998a). Taka praca pokazała, że na strukturę i formę tego bio-pola mogą mieć bezpośredni wpływ czynniki psychologiczne/emocjonalne. Nawet stan umysłu na śmierć wydaje się zostawiać jakiś odcisk osadzony w tym polu. Nie tylko pole może być odwzorowane po śmierci, ale sposób śmierci zmienia również strukturę pola i jest wyraźnie widoczny w kolejnych wzorach koronacyjnych. Odcisk ten może być obrazowany (a zatem analizowany ilościowo) w procesie GDV przez kilka dni po śmierci. (Korotkov, 1998a) Więcej szczegółów na temat tej pracy znajduje się w sekcji "Diagnoza Kirliana" poniżej.

Przed pracami Korotkova, jak wspomniano powyżej, rosyjski badacz Narkiewich stwierdził, że zbliżenie dowolnego obiektu do cewki Tesli powodowało jasnoniebieską poświatę, którą można było następnie zarejestrować na emulsji fotograficznej. Ten blask został wytworzony wokół monet, próbki rudy i części ludzkiego ciała. Fakt, że wielkość i jasność tego blasku wydawała się być pod wpływem stanu fizycznego i psychicznego podmiotu, stymulował wiele badań w ciągu ostatnich 30 lat.

Wiele teorii zostało przedstawionych jako wyjaśnienie zjawiska Kirliana, z których większość może zostać ujęta w następujących pozycjach:

- **Bioplasma**
- **Emisja elektronów na zimno**
- **Wilgotność**
- **Subtelne ciało**
- **Bio-energia**
- **Sayoshi**
- **Istotność dynamicznego pola przestrzennego**

Bioplasma

Według sowieckiego naukowca V.M. Inyushina, obrazy Kirliana są tworzone przez "bioplazmę". (Konikiewicz, 1977). Bioplazma, zaproponowana przez Inyuszina, to strumień cząstek subatomowych (stanowiących bioplazmę), które wnikają i opuszczają żywą tkankę, tworząc obraz wykonany na emulsji fotograficznej w technice Kirliana. Podczas gdy materia może istnieć jako ciało stałe, ciecz lub gaz, istnieje czwarty stan materii, który może wystąpić, zwany plazmą, substancja bardzo podobna do materiału słońca. Najwyraźniej, ponieważ plazma Słońca może osiągnąć temperaturę milionów stopni, żadna taka substancja nie może istnieć na Ziemi. Jednakże, według Inyuszina, porównywalna substancja może rzeczywiście istnieć na ziemi, którą nazwał bioplazmą. To właśnie ta "bioplazma" jest widoczna dzięki Kirlian Photography. Wszystkie żywe istoty - rośliny, zwierzęta i ludzie - mają swój energetyczny odpowiednik i to właśnie on wytwarza bio-luminescencję uchwyconą na fotografiach Kirliana. Inyuszyn podkreślił również, że ta nieznana wcześniej własność organizmów żywych *nie* jest spowodowana przez elektryczność i może być pod wpływem czynników środowiskowych (Ebrahim & R, 1982). Ta bioplazma może dostarczyć ważnych informacji o procesie życiowym, w tym o zmianach patologicznych (Krippner & Rubin, 1973).

Bioplazma Inyushina była odejściem od redukcjonistycznego myślenia i badała sferę teorii terenowych żywych organizmów (Quickenden & Tilbury, 1986). Osocze jest w zasadzie zbiorem dodatnich i ujemnych cząstek, strumieniem subatomowych cząstek, które przemieszczają się do i z żywej tkanki. Bioplazmę uważa się za posiadającą szczególne i znaczące właściwości fizyczne. Najważniejsze z nich to jedno z "zachowań zbiorowych". Tutaj ruchy w osoczu zależą nie tylko od lokalnych warunków, ale są w znacznym stopniu uzależnione od stanu osocza również w odległych regionach. Wolne elektrony i protony (tworzące bioplazmę) przenikają się ze strukturą molekularną brutto organizmu i utrzymują jego cechy morfologiczne (Quickenden & Tilbury, 1986) p90.

Korona wytworzona przez fotografię Kirlianowską, a także założenie, że stan organizmu może wpływać na naturę tej korony, było wtedy uważane za spowodowane wpływem bioplazmy na wyładowania elektryczne widoczne na powierzchni skóry. Innymi słowy, w charakterystyce wzorów koronowych pośredniczy bioplazma. Z kolei o naturze bioplazmy decyduje dominujący stan lub stan organizmu.

Inyushin wierzył, że emocje mogą wpływać na bioplazmę. W swoich eksperymentach na zwierzętach, Inyuszin stwierdził, że gdy króliki były zaniepokojone, wykazywały radykalne zmiany w promieniowaniu bioplazmy.

sfotografowane przez Kirlian Photography. Promieniowanie wydzielane przez bioplazmę było ciemne z intensywnymi refleksami o fioletowym kolorze. Inyuszin poszedł również dalej i zasugerował, że techniki Kirliana mogą być również stosowane do parapsychologii w celu określenia stanu psychicznego podmiotu.

Emisja elektronów na zimno

W 1971 roku Victor Adamenko, rosyjski biofizyk mieszkający obecnie na Krecie, nie zgodził się z hipotezą o bioplazmie. Zamiast tego Adamenko uznał wzorce koronowe widziane na zdjęciach Kirliana za reprezentujące "zimną emisję elektronów". Ostatnio amerykańscy naukowcy zmienili nazwę na "wyładowanie koronowe". Wyładowanie koronowe jest światłem emitowanym przez elektrodę, gdy w jej poprzek przyłożone jest pole elektryczne wysokiego napięcia. W przypadku fotografii wyładowań koronowych, fotografowany obiekt pełni rolę elektrody (Adamenko, 1988). Po umieszczeniu obiektu na kliszy następuje interakcja elektryczna, która powoduje, że emisja fotonów wpływa na kliszę. Obraz uchwycony na filmie odzwierciedla dynamiczną relację pomiędzy zewnętrznym polem elektrycznym a energią emitowaną przez obiekt (Ebrahim & R, 1982).

Rysunek 3 przedstawia podstawowy układ Kirliana. Na elektrodzie tworzy się wysoki ładunek dodatni, który następnie zostaje pokryty emulsją fotograficzną. Baza filmowa działa jak dielektryk. Obiekt jest dobrze uziemiony. Na drugim zdjęciu wysoki ładunek na elektrodzie powoduje, że strumień elektronów bombarduje "freeiony" w powietrzu wokół palca. Te podniecone atomy następnie uwalniają energię w postaci fotonów, które tworzą obraz fotograficzny. (Ebrahim & R, 1982)

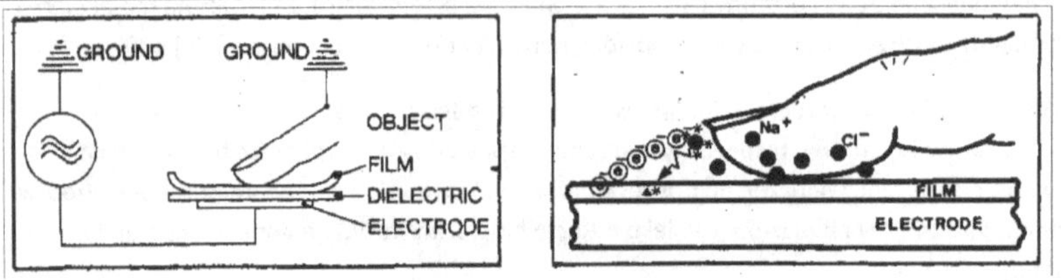

Rysunek 5 Podstawowy układ Kirliana

Wilgotność

Sugeruje się, że obecność wilgoci ułatwia charakterystyczne wzorce typu korona widoczne w fotografii Kirliana. Rozmiar i kształt takich wzorów jest określony przez poziom wilgotności obecny w czasie ekspozycji (Ebrahim & R, 1982). Zdrowa skóra, jak mówi Ebrahim, jest zwykle pokryta cienką warstwą potu. Aby zapobiec nadmiernemu parowaniu, ta warstwa potu jest otoczona cienką warstwą powietrza, która jest następnie podgrzewana przez ciało. Ta cienka szczelina nasyca się parami potu i tworzy "mikroklimat" przylegający do skóry. Gruczoł potowy odprowadza elektrolity wraz z wilgocią na powierzchnię skóry ze średnią szybkością 6-7 impulsów na sekundę. Strumień elektronów wytwarzany przez wysokie napięcie na maszynie Kirliana bombarduje jony sodu, potasu i magnezu z dostatecznie dużą prędkością, aby spowodować emisję fotonów z ich atomów. To właśnie ta emisja fotonów powoduje przyciemnienie emulsji fotograficznej i tym samym uzyskanie charakterystycznego obrazu. Podobnie badania przeprowadzone przez Pehak (Pehak *et al.*, 1976) sugeruje, że zmienność obrazów koronowych może być spowodowana obecnością wilgoci na lub wewnątrz powierzchni skóry. Bardziej szczegółowe omówienie wpływu wilgoci na proces Fotografii Kirlianowskiej znajduje się w rozdziale "Krytyka Fotografii Kirlianowskiej".

Subtelne ciało

Pisarze ezoteryczni twierdzili, że fotografia Kirliana może ujawnić takie rzeczy jak charakter człowieka, jego stan emocjonalny, ciało astralne, aurę, doppelgangera, a nawet samą jego duszę (Ellison, 1981). Jednak profesor Ellison mówi dalej, że większość "badaczy" fotografii Kirliana nie jest kompetentna do oceny wyładowań elektrycznych wysokiego napięcia. Według Ellisona, tacy pisarze nie studiowali literatury naukowej na temat "ciał subtelnych". Ellison uważał, że "subtelna materia" nie przenika i nie otacza ciała fizycznego, a wierzyć, że taki scenariusz to popularne błędne przekonanie. Zamiast tego, te "ciała subtelne" faktycznie istnieją w "innych przestrzeniach". Chociaż Ellison zdaje się akceptować istnienie takich "subtelnych ciał", nie daje jednak żadnego wyjaśnienia, w jaki sposób mogą one wpływać na świat materii fizycznej. Zamiast tego mówi, że ciało jest po prostu "elektro-chemiczną maszyną: przepływają przez nie prądy elektryczne, a ciało jest otoczone słabym polem magnetycznym i elektrycznym. Występują również różnice temperatur pomiędzy ciałem i jego otoczeniem, dlatego też jest ono otoczone promieniującym polem cieplnym. To, jak uważa Ellison, jest podstawą diagnozy medycznej za pomocą termografii. Ciało jest otoczone polem ruchomego powietrza, które jest spowodowane tymi różnicami temperatury."(str.632)

Tak więc, Ellison sugeruje, że niewiele jest o procesie Fotografii Kirliana, który jest ściśle "paranormalny". Wiarygodność stanowiska Ellisona budzi jednak wątpliwości, gdy jasno stwierdza on, że wielu pisarzy i badaczy zajmujących się tym tematem ma również niewielką wiedzę na temat metodologii naukowej (Ellison, 1981). Tak było prawdopodobnie we wczesnych latach "badań" nad fenomenem Fotografii Kirlianowskiej, zwłaszcza przez entuzjastycznych badaczy świeckich. Z biegiem lat, a z pewnością w ciągu ostatniej dekady, przy zastosowaniu standardowej metodologii naukowej, wyniki badań nad fotografią kirlijską podlegają obecnie weryfikacji statystycznej, a tym samym poprawie wiarygodności. Prace Korotkova, Mandela, Adamenko, Inyushina, Dumitrescu, Oldfielda, Moss'a, a zwłaszcza aktualne badania w Rosji są akceptowane na arenie międzynarodowej w środowisku naukowym.

Bio-Energia

Gadsby stwierdza, że energia odwzorowana za pomocą fotografii Kirliana ma przede wszystkim charakter elektrochemiczny; prądy elektryczne przepływają przez ciało i wokół niego, które z kolei otoczone jest słabym polem magnetycznym (Gadsby, 1993). W związku z tym, niektórzy sugerują, że nasze istniejące prawa fizyki mogą być wystarczające do wyjaśnienia zjawiska wizualizowanego przez Kirlian Photography (Oldfield & Coghill, 1988), (Gadsby, 1993), nie ma potrzeby wymyślać żadnych nowych praw do wyjaśnienia tego zjawiska. Quickenden sugeruje, że istnienie pól biologicznych może być wyjaśnione bez konieczności uciekania się do hipotezy dotyczącej pozornego istnienia "nowej energii" (Quickenden & Tilbury, 1986) Niemniej jednak z najnowszych prac takich badaczy jak Korotkov (Korotkov, 1998b), (Korotkov, 1998a), Taylor (Taylor, 1998), (Mandel, 1997), a zwłaszcza Manaka, Birch i Katsumata (co zostanie omówione później) wynika, że może to nie być całkowicie dokładne, a nawet pomocne twierdzenie. Na ten sam temat, podczas gdy Oldfield sugeruje również, że nie musimy wymyślać żadnego nowego paradygmatu angażującego "nowy" rodzaj energii, aby wyjaśnić fenomen fotografii Kirliana, on sam stawia intrygującą hipotezę dotyczącą procesu "napromieniowanej morfogenezy" (Oldfield & Coghill, 1988) s127.

Sayoshi

Jednak Oldfield i Gadsby nie wspominają o pracy fizyka/akupunkturysty o nazwisku Yasumasa Katsumata (badacz dobrze znany większości akupunkturystów!). Katsumata ukuła termin "Sayoshi", który w języku angielskim oznacza coś w rodzaju "phantom function". Sayoshi został zdefiniowany jako szereg zależności funkcjonalnych i właściwości, które nie mogą być przypisane (wyraźnie) ani do obiektu fizycznego, z którego pochodzi (igła, lekarstwa, ciało ludzkie itp.) {znane jako "generator"}, ani do pól energetycznych związanych z tym obiektem (elektrycznych, magnetycznych, grawitacyjnych itp.). *"Jest to więc pozornie nowa teoria materii.* {mój nacisk}

Wszystkie obiekty oddziałują na siebie w określony sposób, których funkcje mogą być przekazywane jednemu obiektowi, a następnie z tego obiektu do innego, przy czym czynnikiem odpowiedzialnym jest Sayoshi. Podczas gdy przedmioty ciała ludzkiego (substancje, narządy itp.) mogą wpływać na siebie nawzajem na poziomie fizjologicznym poprzez fizjologiczne funkcjonowanie, uważa się, że Sayoshi działa w zależności od różnych czynników funkcjonalnych. Katsumata nazwała te czynniki funkcjonalne Sayoshi.

Sayoshi ma następujące cechy:

1. Pozostaje on w przestrzeni po usunięciu obiektu z tej przestrzeni.
2. Można go usunąć, przesuwając nad nim dowolną substancję przewodzącą (z wyjątkiem izolatorów).
3. Może być przenoszony przez jeden obiekt na inny. Nazywa się to "efektem replikacji".

4. Może być propagowany przez fale elektromagnetyczne (prąd wysokiej częstotliwości wewnątrz ciała.) Te fale elektromagnetyczne przenoszą "fale molekularne" *Sayoshi'ego*.
5. Dlatego można powiedzieć, że *Sayoshi* nie jest materiałem.
6. W żywym ciele, *Sayoshi* obiektu działa na *Sayoshi* ciała i może powodować zmiany fizjologiczne.

(Katsumata, 1995) p xxxv.

Sayoshi jest jak odcisk, który pozostaje po usunięciu źródła tworzącego odcisk. Osiem Nadzwyczajnych Statków można uznać za działające w sposób ujawniający energetyczny odcisk na ciele fizycznym. Choroba w nadzwyczajnych naczyniach jest udowodniona i w związku z tym ujawniona przez fizyczną i strukturalną nieprawidłowość. Na przykład, choroba w niezwykłym naczyniu, takim jak Yin Qiao Mai, ujawni się w inwersji stopy itp. (Maciocia, 1989)p363. Chociaż Sayoshi nie ma energii sam w sobie, to jednak ma efekty energetyczne w wyniku jego funkcjonowania.

Sayoshi nie ma masy i nie ma energii; jest "wielkością stanu" w przestrzeni jak pole elektromagnetyczne lub pole grawitacyjne, a jednak nie jest polem samym w sobie. Podczas gdy na przykład pole grawitacyjne jest zależne od "źródła" (planety, gwiazdy, itp.) dla jego istnienia - kiedy źródło to przestaje istnieć, tak samo jak pole grawitacyjne. Choć Sayoshi można by nazwać "polem", to jednak jest to inne rozumienie terminu "pole", o którym mówi Katsumata, gdzie jest to coś, co nie ma masy, a istnienie jest niezależne od swojego źródła. Być może jest to podstawa "potentowania" w homeopatii, gdzie nic nie pozostaje z oryginalnej substancji poza jej odciskiem.

Choć Sayoshi ma "nieznaną naturę", to jednak powoduje zmiany w żywym ciele. Katsumata opisuje jak to się dzieje w następujący sposób:

"Załóżmy, że przestrzeń jest pustą kartką papieru płótna, a substancje są obrazem namalowanym na pustym lub pustym płótnie". Jeśli wyobrażamy sobie, że pomalowana część papieru jest farbą, Sayoshi można porównać do zniekształceń, które wystąpiły na tej części papieru. Innymi słowy, Sayoshi jest zniekształceniem w przestrzeni spowodowanym samym istnieniem substancji. Zniekształcenia te pozostają tam nawet po usunięciu malowanego obrazu. Sayoshi jest transmitowany do odległych miejsc przez fale elektromagnetyczne lub towarzyszące im zjawiska; zniekształca zarówno pustą kartkę papieru, jak i malowany obraz w miejscu styku.

Sayoshi nie wpływa bezpośrednio na rzeczy, ale wpływa na nie, powodując zmiany w stanie przestrzeni, w której znajdują się rzeczy, a zmiany te wpływają na naturę tych rzeczy. Zmiana dokonana na obrazie przez zniekształcenie papieru jest funkcją Sayoshi. Po usunięciu zniekształceń papieru, nic nie pozostaje tam jak Sayoshi. Sayoshi jest przestrzenią (próżnią) samą w sobie, a istnienie Sayoshi rozpoznajemy tylko po jego funkcji. Dochodzę do wniosku, że Sayoshi ma nieznany charakter i że za jego funkcjami nie stoi żadna substancja."(Katsumata, 1995) p388

Istotność dynamicznego pola przestrzennego

"...fizyczna aura składa się z wielu różnych składników."(Korotkov, 1998a). Najlepiej byłoby, gdyby do wykrywania i pomiaru któregokolwiek z tych "elementów" można było użyć różnych maszyn w oparciu o ich zasady definiowania. Korotkov mówi dalej, że "jednocześnie wiemy, że żadne ze znanych pól nie może być zarejestrowane natychmiast, ale tylko przez ich wpływ na obiekty fizyczne i procesy". W ostatnim dziesięcioleciu Korotkov opracował specjalistyczną formę fotografii kirlijskiej, którą nazwał "komputerową techniką wizualizacji wyładowań gazu" (GDV). Jest to pierwsze narzędzie, według Korotkova, które pozwala nam na wizualizację rozkładu ludzkiego pola energetycznego. Korotkov sugeruje, że proces ten jest zarówno naukowo wiarygodny, jak i niedrogi. Badania prowadzone przy użyciu maszyny GDV opierają się na idei, która zyskuje coraz większą akceptację w kręgach naukowych, że cała materia nie może już być postrzegana jako składająca się z "solidnej stabilnej struktury", ale jest dokładniej postrzegana jako "istota dynamicznego pola przestrzennego". GDV jest formą Kirlian Photography, która przedstawia istotę tego dynamicznego pola przestrzennego.

Podobieństwo między "istotą dynamicznego pola przestrzennego" Sayoshi i Korotkova jest uderzające, ponieważ obie mogą być znane tylko *pośrednio* i obie mają identyczne właściwości. Analogicznie, obydwa funkcjonują w sposób bardzo podobny do relacji oprogramowania do komputera. Każdy z nich jest zależny od struktury fizycznej (sprzętu), ale nie od ich dalszego funkcjonowania. Po załadowaniu oprogramowania i przeczytaniu kodu (firmware'u, który opiera się na fizycznym sprzęcie do jego generowania) trafia on do pamięci. W przeciwieństwie do fizycznych konstrukcji, które można "konstruować od tyłu", aby dowiedzieć się, jak one działają - aby odtworzyć oprogramowanie od strony inżynierii wstecznej poza określonym punktem, należy dojść do czegoś, co nie ma znaczenia. Raz uszkodzone poza poziomem kodu maszynowego oprogramowanie traci swoją strukturę. Oprogramowanie raz w pamięci istnieje wtedy w rodzaju superfizycznego "stanu" funkcjonalnego, który, jak Sayoshi i "istota dynamicznego pola przestrzennego", nie jest fizyczny w żadnym sensie. Strukturalnie oprogramowanie jest tylko serią 0's i 1's, a jednak posiada "epifenomenologiczną" jakość i funkcjonalność, coś w dodatku do fizycznej. tj. jakość, która wyrasta z, ale jest oddzielona od fizycznej podstawy. Oprogramowanie może również istnieć pod nieobecność jego źródła, tak samo jak "dynamiczna istota pola przestrzennego" Sayoshi i Korotkova, tzn. oprogramowanie nie potrzebuje komputera, aby istnieć, ale potrzebuje go do działania.

Odbicia w lustrze Kirliana

Ze względu na jego zdolność do transmisji za pomocą fal elektromagnetycznych wysokiej częstotliwości lub prądu elektrycznego wysokiej częstotliwości (Katsumata, 1995) nie jest nierozsądne założenie, że Fotografia Kirliana może wytwarzać obrazy energii Sayoshi. Ponadto, ze względu na omówione powyżej korespondencje można bezpiecznie postawić hipotezę, że Sayoshi jest zasadniczo istotą dynamicznego pola przestrzennego Korotkova, które z kolei jest dokładnie tym, co fotografie Kirlian Photography.

Jak wynika z wielu teorii przedstawionych powyżej, zawsze trudno było dokładnie określić, co generuje spektakularne obrazy na zdjęciach Kirliana. Trudność ta prawdopodobnie powstała prawdopodobnie dlatego, że z *definicji niemożliwe jest, jak w przypadku Sayoshi, wyjaśnienie tego, co nigdy nie może być ujawnione*.

Sayoshi może być przenoszony przez fale elektromagnetyczne lub prąd elektryczny o wysokiej częstotliwości - w sposób podobny do metody używanej do generowania Fotografii Kirlianowskich. Coś "moduluje" (tworzy wzór interferencji) z energią elektryczną, aby utworzyć charakterystyczne korony, energia elektryczna jest w efekcie przekształcana przez to, co Kirlian Photography stara się określić ilościowo, czyli Sayoshi.

Fotografia Kirliana może jedynie wyświetlać lub obrazować rezultaty działania czegoś, co działa na inne rzeczy, coś, co przekazuje lub nawet zmienia strukturę, a więc i organizację, na poziomie energetycznym lub fizycznym. Sugeruje się zatem, że Kirlian Photography dostarcza lustro, którego obrazy są generowane w wyniku interakcji dostarczanej energii elektrycznej wysokiej częstotliwości i funkcjonalności samego Sayoshi. Ponieważ Sayoshi wydaje się być integralnym i być może podstawowym składnikiem Ośmiu Nadzwyczajnych Statków, Fotografia Kirliana jest w rzeczywistości prawdopodobnie zdolna do wyobrażenia sobie takiego funkcjonowania.

Znaczące ingerencje oryginalnych myślicieli, takich jak Korotkov i jego rosyjscy koledzy, Katsumata, Manaka i innych, takich jak Sheldrake, Oldfield, Moss, Mandel, Bohm, Gerber i wielu innych, w zrozumienie nieuchwytnej natury tej energii dały nam poziom nieznanej wcześniej głębi w naszym rozumieniu "energetycznego" funkcjonowania wszechświata.

Wyodrębnienie istotnych aspektów pracy takich tytanów w niniejszej pracy ujawniło specyficzne, istotne i znaczące korelacje pomiędzy znanymi atrybutami energii Ośmiu Nadzwyczajnych Statków a "energią" przedstawioną przez Kirlian Photography. Specyficzne cechy energii przedstawione w Fotografii Kirliana wydają się mieć uderzające korelacje ze szczególnym rodzajem Qi, który jest rozumiany jako szczególny rodzaj funkcjonalności energetycznej znany jako Osiem Nadzwyczajnych Statków. Innymi słowy, zachowanie funkcjonalne Ośmiu Nadzwyczajnych Statków jest pod pewnymi względami identyczne z charakterem i zachowaniem "energii" widzianej w Fotografii Kirlianowskiej, co pozwala na zbadanie w czasie rzeczywistym, czy możliwe jest odtworzenie i zmapowanie funkcjonowania Ośmiu Nadzwyczajnych Statków jako obrazów korony Kirlianowskiej.

Krytyka fotografii kirlijskiej

Wiele słów krytyki skierowano pod adresem Kirlian Photography, począwszy od tego, że jest ona osobliwym, ale bezcelowym narzędziem, a skończywszy na ciekawym, ale bezużytecznym zjawisku. Krytyka fotografii Kirliana skłania się ku tezie, że jest ona jedynie anomalią wilgoci wytwarzanej na skórze.

Wilgotność

Ebrahim (Ebrahim & R, 1982) i Pehak (Pehak uważa, że *et al.*, 1976) zmienność gęstości korony, struktury i kształtu może być w pełni uwzględniona przez obecność wilgoci na powierzchni skóry. Wraz ze wzrostem lub spadkiem poziomu wilgotności zmieniają się odpowiednio obrazy koronowe produkowane przez Kirlian Photography. Ebrahim mówi dalej, że jak można wykazać, że tempo pocenia się zmienia się w zależności od stanu emocjonalnego, tak Kirlian Photography obrazuje nie więcej niż wahania wilgotności na powierzchni skóry w odpowiedzi na zmiany w stanie emocjonalnym badanych. "Wynikające z tego obrazy wykrywają różnice w samopoczuciu psychicznym i fizycznym, a naszym zdaniem, różnice te przejawiają się w różnym tempie pocenia się i różnym składzie potu". (Ebrahim & R, 1982) s. 91.

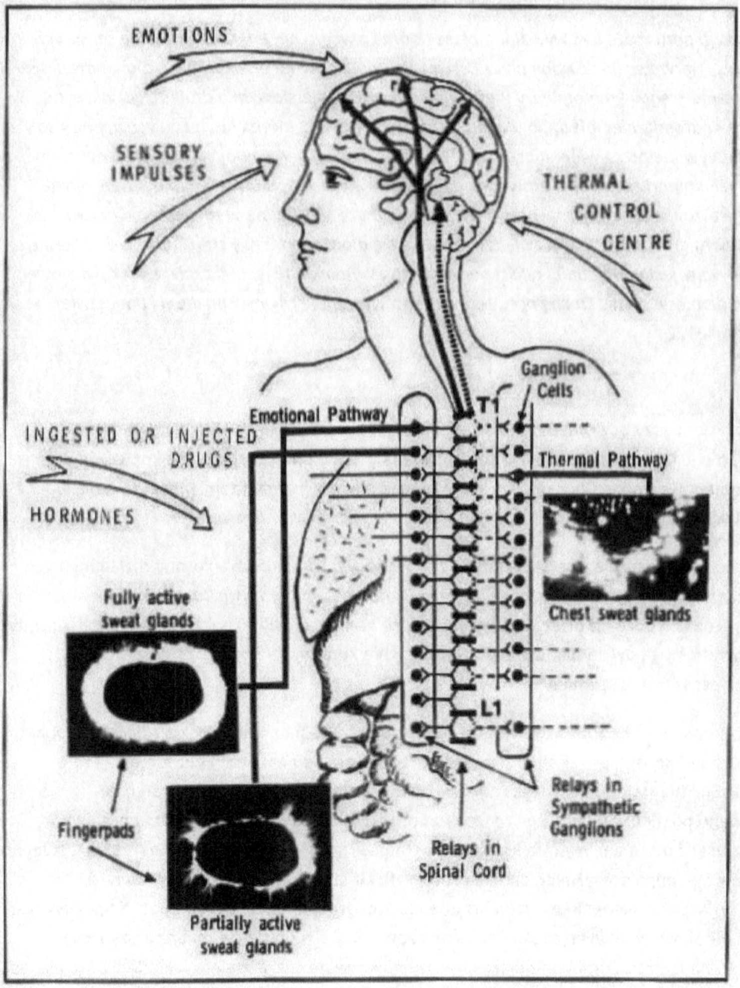

Rysunek 6 Reakcja potu

Konikiewicz (Konikiewicz, 1977) podsumowuje "...istnieje wiele spekulatywnych wyjaśnień dla wahań korony u ludzi..." i że fotografia Kirliana mierzy zmiany fizjologiczne, które są produktem wahań poziomu potu.

Konikiewicz stwierdza

> *"Reakcja potu może być wywołana przez bodźce psychiczne, emocjonalne i/lub sensoryczne. Impulsy nerwowe inicjowane przez korę mózgową aktywują przekaźniki w rogu materii szarej w rdzeniu kręgowym pomiędzy pierwszym odcinkiem piersiowym a drugim lędźwiowym, które anatomicznie należą do układu współczulnego. Z komórek łącznikowych impulsy są przekazywane przez włókna przedziołowe do przekaźników w zwojach współczulnych, których komórki nerwowe prowadzą do gruczołów potowych przez włókna postzwojowe. Wzrost transmisji impulsów nerwowych uwalnia acetylocholinę w zakończeniu nerwu cholinergicznego, co z kolei zwiększa pocenie się dłoni i podeszwy stóp. Termiczne pocenie się inicjowane jest w przedniej części podwzgórza i wymawiane jest na czole, klatce piersiowej, szyi i grzbiecie dłoni. Trochę potu termicznego występuje również na dłoni i podeszwie stopy."* P122

O ile korelacja pomiędzy poziomem potu a zmianami w koronie Kirliana może być przydatna w diagnostyce, o tyle ta zmienna może być kontrolowana w razie potrzeby i nie jest konieczna do wywołania zmian w koronie. Choć użyteczna, to jednak nie jest to jedyna zmienna, która ma wpływ na korony produkowane przez Kirlian Photography, jak sugerowałby Konikiewicz.

Jednak fakt, że całkiem nieźle wszystko można skłonić do wyprodukowania korony rozładunkowej, łącznie z przedmiotami, które się nie pocą, takimi jak monety, kamienie itp., dyskwalifikuje definitywnie "reakcję potu" w ucieczce po czynnik *sprawczy* korony Kirliana. Co istotne, podczas gdy wszystkie obiekty mogą być indukowane do wytworzenia korony, wydaje się, że tylko pole świadomości jest w stanie ją zmienić.

Wykazano, że wahania wilgotności (nawet do 70 %) nie mają żadnego wpływu na zdjęcia wykonane za pomocą Kirlian Photography. Ponadto wykazano obecność pełnej korony bez szczelin, która zachowuje swoją integralność i nie wykazuje żadnych szczelin nawet po włożeniu arkusza polietylenowego pomiędzy obiekt a płytę fotograficzną (Elklit & Gammelby, 1990). Innymi słowy, podczas gdy wilgoć może wpływać na kształt i integralność korony, jest ona zmienną, która jest łatwo kontrolowana z każdego poważnego badania Fotografii Kirliana. Badania wykazały również wiarygodny wskaźnik wykrywalności raka przy użyciu Fotografii Kirliana. Kirlian Photography wydaje się być w stanie skutecznie wykryć raka *bez* zaangażowania pośredniczącej zmiennej szybkości pocenia się. W badaniach Ebrahima związek między nowotworem a stopniem i składem potu nie jest uwzględniony, prawdopodobnie dlatego, że nie ma istotnego związku, a tym samym nie ma wyjaśnienia, w rozumieniu Ebrahima, dla zdolności Kirlian Photography do wykrywania raka.

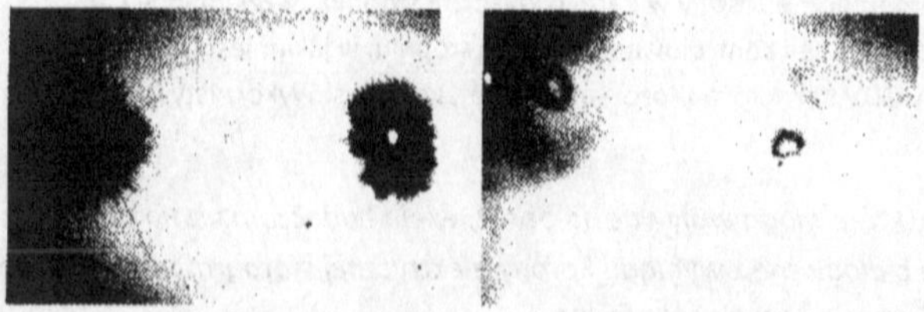

Rys. 7 Ziarna pszenicy o identycznym wyglądzie (po lewej) żyzne i (po prawej) nieurodzajne, jak pokazały kolejne nasadzenia.

Płodność sadzonek soi została pomyślnie określona ilościowo za pomocą Fotografii Kirliana autorstwa Thelmy Moss (Moss, 1981). Ponieważ wszystkie te nasiona były "suche" i nie miały żadnych wymiernych różnic w wilgotności, na wyniki musi mieć wpływ pewna zmienna inna niż wilgotność.

Na przykład przedmioty nieożywione, takie jak monety, kryształy, itp. będą tworzyły koronę, negując w ten sposób krytykę "reakcji potu".

Rigour naukowy

Jedną z najczęstszych krytyk Kirlian Photography jest brak dyscypliny naukowej (Omura, 1976), (Ellison, 1981), (Moss, 1981), (Kenyon, 1986) itd. Ellison sugeruje, że większość, jeśli nie wszyscy pisarze na Kirlian Photography, opisując i oceniając swoje własne badania lub te z innych nie są kompetentni do oceny wyładowań elektrycznych wysokiego napięcia. Kenijczyk jest zdania, że znaczna część prac nad obrazowaniem Kirliana ma zły standard naukowy i jest obarczona artefaktami. Jego własne odkrycia przekonały go, że wszystkie wysokoenergetyczne podejścia do monitorowania subtelnych zmian energetycznych nie mają charakteru startowego, ponieważ nie jest możliwe odróżnienie artefaktów od rzeczywistych zmian w badanej strukturze (Kenion, 1986). Kenyon uważa, że Fotografia Kirliana jest po prostu zbyt potężna, aby wykryć subtelne energie na poziomie międzykomórkowym. Oldfield odrzuca jednak zastrzeżenia Kenyona argumentując, że rezonans międzykomórkowy nie pochodzi z każdej pojedynczej komórki, lecz z całego organizmu i jako taki Kenyon nie jest w stanie zobaczyć drewna dla drzew (Oldfield & Coghill, 1988).

Normalizacja

Duża trudność w badaniach nad Kirlian Photography w kontroli wszystkich możliwych mylących zmiennych standaryzacji. Omura (Omura, 1976) zaproponowała 24 parametry, które wymagają kontroli, Oldfield (Oldfield & Coghill, 1988) sugeruje 10, a inne, takie jak Hovsepain (Hovsepain & Rupert, 1983) sugerują miscellany dalszych parametrów do ewentualnego włączenia (patrz załącznik II, aby zapoznać się z pełną listą). Duża część trudności w elektronicznej/mechanicznej standaryzacji maszyn polega na tym, że różne rodzaje urządzeń są zazwyczaj "domowej roboty". Jednakże wraz z rozwojem elektroniki i światłowodów w ostatnim czasie wszystkie możliwe zmienne elektryczne/elektroniczne/fotograficzne zostały w bardzo wysokim stopniu uwzględnione i w związku z tym zostały znormalizowane i kontrolowane w takim stopniu, w jakim jest to obecnie możliwe, przy użyciu maszyny GDV Korotkova (Korotkov, 1998a), która jest wykorzystywana w niniejszym opracowaniu.

"Pomimo wielu zmiennych, które mogą wpływać na obraz, wielu badaczom udało się uzyskać istotne informacje biologiczne z wyglądu korony elektrycznej sfotografowanej wokół czubków ludzkich palców". (Gerber, 1988,1996) str. 54.

Dr Kostantin Korotkov, będąc jednym z tych badaczy, wykorzystuje najnowsze oprogramowanie wraz z zaawansowanymi układami elektronicznymi w maszynie GDV, zaprojektowanymi specjalnie do ekranowania takich potencjalnie fałszywych i mylących zmiennych.

Osiem nadzwyczajnych statków

Terminologia

Wiele, jeśli nie większość terminów w medycynie chińskiej, ma wiele znaczeń. Takie terminy nabierają znaczenia w kontekście, w którym są używane. Często bezpośrednie tłumaczenie z chińskiego na angielski nie jest możliwe, na przykład w przypadku tłumaczenia terminu "Qi". "Idea Qi jest fundamentalna dla chińskiego medycznego myślenia, ale żadne angielskie słowo czy wyrażenie nie może odpowiednio uchwycić jego znaczenia." (Kaptczuk, 1983) I tak właśnie jest z pojęciem Ośmiu Nadzwyczajnych Statków (*qi jing ba mai*): chiński ideogram { 奇 } oznaczający Qi , został przetłumaczony przez Matsumoto jako "niezwykły", co jest uważane za odnoszące się do czegoś wyjątkowego, niezwykłego, dziwnego, rzadkiego lub wspaniałego. Używa się go również jako odniesienia do Yang, liczb nieparzystych. (Matsumoto & Birch, 1986)

Matsumoto, omawiając historyczne rozumienie Ośmiu Nadzwyczajnych Statków, mówi dalej, że najstarsze użycie terminu *qi jing ba mai odnosi się* do nietypowo ukształtowanego lub zdeformowanego ciała, kogoś pochylonego, nachylonego na jedną stronę lub upośledzonego przez fizyczną deformację. Ostatni naukowcy i praktycy, tacy jak dr Manaka i pan Ito, uznali, że Osiem Nadzwyczajnych Statków jest bardzo użytecznych w korygowaniu zaburzeń równowagi strukturalnej organizmu. "Niektóre z nowoczesnych teorii niezwykłych statków dotyczą ich cech strukturalnych i topologicznych." (Matsumoto & Birch, 1986) p3

Human Energy Network

Elektromagnetyczny charakter ludzkiej energii został uznany przez tradycyjną medycynę chińską od co najmniej 5000 lat i został zarejestrowany w Internal Medicine Classic ponad 2000 lat temu. Stwierdzono, że energia przepływa przez ciało ludzkie przez złożoną sieć naczyń lub kanałów (mai), południków (jing) i kapilar (luo), które przeplatają się z całym systemem. Wzdłuż głównych południków znaleziono obszary o szczególnej wrażliwości. Meridiany i te punkty stanowią podstawę akupunktury. Można ich używać bezpośrednio do manipulowania wielkością, równowagą i przepływem ważnych ludzkich energii.

Dr Robert Becker, amerykański chirurg ortopeda i badacz w dziedzinie elektrofizjologii/elektromedycyny w 1985 roku zaproponował istnienie sieci energetycznej w organizmie, którego praca dowodzi, że główne punkty wykorzystywane w akupunkturze mają znacznie niższą oporność elektryczną, a tym samym wyższą przewodność niż inne powierzchnie ciała. (Becker, 1985)

Becker pokazał dalej, że za każdym razem, gdy organ związany z danym punktem akupunkturowym jest chory, impedancja elektryczna tego punktu gwałtownie się zmienia. Punkty energetyczne i południki nie tylko dostarczają energii życiowej do powiązanych z nimi organów, ale także odzwierciedlają wszelkie patologiczne zaburzenia w tych organach, zapewniając w ten sposób lekarzom wygodne i bardzo dokładne narzędzie do diagnozowania i leczenia.

Każdy z dwunastu głównych meridianów jest połączony z określonym systemem organowo-energetycznym (Zang Fu) i jego funkcjami życiowymi. Ponadto, każde Zang Fu jest również związane z innymi funkcjami fizjologicznymi, które mogą wydawać się niezwiązane z tym organem, ale w rzeczywistości są z nim połączone poprzez niewidzialną sieć południków. Na przykład, w medycynie chińskiej powszechnie wiadomo, że problemy z oczami są często związane z nieprawidłowym funkcjonowaniem "wątroby" i że szumy uszne (dzwonienie w uszach) odzwierciedlają problemy z "nerkami".

W związku z tym "wątroba" lub "nerki" w medycynie chińskiej odnoszą się w znacznie większym stopniu do tych organów niż do konwencjonalnej zachodniej definicji. Medycyna chińska bierze pod uwagę, że poszczególne organy zwykłych funkcji biologicznych, innych działań peryferyjnych regulowane przez organ energii, związane z nimi zjawiska emocjonalne i psychiczne, oraz wszelkie objawy występujące wzdłuż obszarów ciała, przez które przebiega południk tego organu.

Uniwersalne właściwości ośmiu statków nadzwyczajnych

Oprócz 12 regularnych południków, z których każdy kontroluje jeden z dwunastu systemów organowo-energetycznych, istnieje również sieć utworzona przez Osiem Nadzwyczajnych Statków, a mianowicie:

Ren Mai (Statek kierujący)

Du Mai (Statek Zarządzający)

Statek penetrujący (Chong Mai)

Statek Gorset (Dai Mai)

Statek Yin Linking (Yin Wei Mai)

Statek Yang Linking Vessel (Yang Wei Mai)

Yin Heel Vessel (Yin Qiao Mai)

Yang Heel Vessel (Yang Qiao Mai)

W całej historii... "istniało wiele różnych pomysłów dotyczących ich natury, dróg, funkcji, związanych z nimi symptomologii i leczenia. Dopiero w czasach dynastii Ming, kiedy powstał nowy, rewolucyjny styl leczenia, nie było praktycznej zgody co do tych naczyń" (Matsumoto & Birch, 1986). Na przestrzeni lat wykonano wiele pracy w celu określenia i wyjaśnienia zastosowań, funkcji i ważności klinicznej ośmiu wyrażeń, która trwa do dziś. Matsumoto mówi dalej: "Obecna praktyka kliniczna wykorzystująca Nadzwyczajne Statki dowodzi ich ogromnej wszechstronności i skuteczności oraz pozwala nam hipotezować o ciekawych funkcjach i związkach, zarówno w medycynie orientalnej, jak i w nauce zachodniej", p1

Naczynia te stanowią unikalną część systemu południków i posiadają swój własny zbiór funkcji, które odróżniają je od dwunastu zwykłych południków zarówno w teorii, jak i w praktyce klinicznej. Maciocia (1989) podsumowuje te funkcje w następujący sposób:

1. Podczas gdy dwanaście głównych meridianów funkcjonuje jako "rzeki" energii do nawadniania narządów i tkanek za pomocą Qi i Blood, Osiem Nadzwyczajnych Statków funkcjonuje jako "zbiorniki", magazynując i dostarczając energię do dwunastu meridianów narządów w zależności od potrzeb, lub przyjmując przelew, gdy są one przeciążone. "Gdy są ulewne deszcze, kanały i rowy są wypełnione po brzegi... podobnie osiem nadzwyczajnych statków jest pozostawionych poza systemem kanałów, aby mogły one przejąć przelew z głównych kanałów". (Classic of Difficulties, rozdział 27)

2. Nadzwyczajny system kanałów są również w stanie działać jako pośrednik między Kidneys i głównych kanałów, aby zintegrować Qi i Jing przechowywane w Kidneys do głównego systemu obiegu energii. Kanały Extra mogą reprezentować końcowe rezerwy energii, a ponieważ jedna z przechowywanych przez nie energii, Jing[7], jest cenniejsza i mniej łatwa do zastąpienia niż Qi, kanały Extra są zazwyczaj używane z ostrożnością w praktyce klinicznej, szczególnie w przypadkach niedoboru Qi i Jing. Osiem Nadzwyczajnych Statków jest zatem ogniwem łączącym Qi przed i po niebie, ponieważ są one połączone z głównymi kanałami i krążą Esencją w całym ciele. "*Osiem Nadzwyczajnych Statków reprezentuje zatem głębsze traktowanie związane z Qi sprzed nieba i podstawową konstytucją jednostki.* "(Maciocia, 1989)

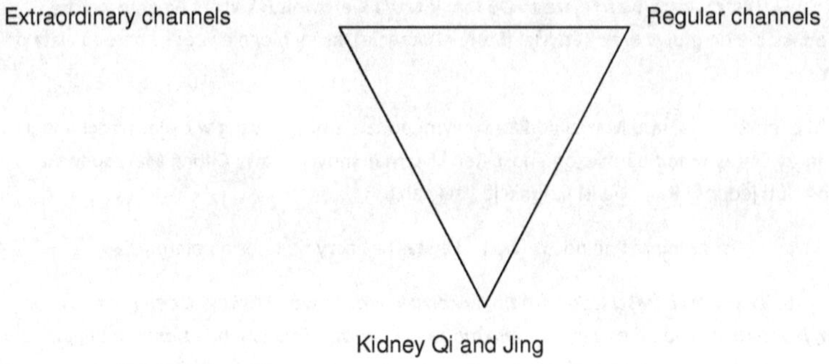

Rysunek 8 Zależność między kanałami nadzwyczajnymi i normalnymi

[7] Jing jest jednym z "Trzech Skarbów", pozostałe dwa to Shen i Qi. Każdy z nich zawiera istotny element niezbędny do dalszego życia. Jing jest najgęstszym składnikiem i jest odpowiedzialny za wzrost i rozwój organizmu. Qi jest kolejnym etapem, odpowiedzialnym za bardziej bezpośrednie, codzienne funkcjonowanie ciała, a Shen jest najbardziej wyrafinowanym poziomem, odpowiedzialnym za ludzką świadomość.

3. Osiem Nadzwyczajnych Statków krąży Wei Qi (Obronne Qi) po klatce piersiowej, brzuchu i plecach. Ta funkcja, która jest wykonywana tylko przez Chong, Du i Ren Mai. Osiem Nadzwyczajnych Zbiorników odgrywa również rolę w ochronie organizmu przed inwazją czynników chorobotwórczych, pomagając mu przeciwstawić się zewnętrznym chorobom wywoływanym przez zewnętrzne patogeny, ponieważ krążą one Defensywne Qi nad ciałem.

4. Ren Mai i Chong Mai i obie odgrywają rolę w regulowaniu odpowiednio 7 i 8-letniego cyklu życia kobiet i mężczyzn.

5. Du i Ren Mai są jedynymi statkami, które mają swoje własne punkty, pozostałe "pożyczają" punkty z 12 regularnych południków.

Podczas gdy inne drobne różnice mogą być dodane do tej listy, Maciocia sugeruje, że poza tymi funkcjami nie jest możliwe uogólnienie, ponieważ każdy z ośmiu statków nadzwyczajnych ma swoje własne szczególne cechy i funkcje. (Maciocia, 1989) s. 356.

Ren Mai i Du Mai - Środa i północ

Spośród ośmiu Extras, dwie najważniejsze to Du Mai (Statek Kierowniczy), który biegnie w górę kręgosłupa od krocza do głowy oraz Ren Mai (Statek Poczęcia), który biegnie w dół z przodu ciała od głowy do krocza.

Według Li Shi Zhen Ren Mai i Du Mai są podstawowymi podziałami yin i yang w ciele. Trzeci dodatek, Chong Mai, łączy i łączy w sobie funkcjonalność Ren i Du Mai. Innymi słowy Chong Mai zapewnia nierozłączność lub jedność Ren i Du Mai, funkcje yin i yang:

Ren Mai i Du Mai są "południem i północą" (wu i zi) ciała. Te naczynia są osią polarną ciała.

"Ren i du mai" to dwa statki. [Jest] jedno źródło, w konsekwencji dwa oddziały. Jeden ruch idzie do przodu ciała, jeden ruch idzie do tyłu ciała. Ciało ma ren i du mai, tak jak niebo i ziemia mają południe i północ. Używając ich możemy podzielić ciało, dzień i noc. Możemy również nawiązywać między nimi połączenia. Kiedy próbujemy je podzielić, widzimy, że yin i yang są nierozłączne. Kiedy staramy się postrzegać je jako jedną całość, widzimy, że jest to niepodzielna całość. Dlatego jest jeden, a co za tym idzie dwa, dwa, a co za tym idzie jeden." str. 34

Funkcjonalny parytet między ośmioma statkami nadzwyczajnymi a obrazowaniem Kirliana

Energia uchwycona przez Kirlian Photography i funkcjonalna natura Ośmiu Nadzwyczajnych Statków mają następujące kluczowe atrybuty i funkcje: są holograficzne i mają zdolności diagnostyczne, mają funkcje strukturalne i morfologiczne, są ściśle zaangażowane w rozwój embrionalny i genetykę, a zatem mają charakter regulacyjny:

- holograficzny i diagnostyczny
- strukturalny i morfologiczny
- genetyczny
- Embriologiczny
- regulacyjny

Celem tej tezy będzie zatem zbadanie propozycji, aby fotografia kirlijska została wykorzystana do zobrazowania "energii" ośmiu nadzwyczajnych statków. W związku z tym fotografia kirlijska może być wykorzystywana do monitorowania, poprzez jawną reprezentację graficzną (korony z końcówką palca), patologicznych zmian w Ośmiu Nadzwyczajnych Statkach (zniekształcenia, zmiany lub luki w koronie). Fotografia Kirliana może wówczas ułatwić ilościową i szybką ocenę skuteczności interwencji terapeutycznej z wykorzystaniem akupunktury. Fotografia Kirliana umożliwiłaby zatem zarówno dokładną diagnozę, jak i skuteczną ocenę terapeutyczną.

Pięć wymienionych powyżej atrybutów/funkcji nie ma twardych i szybkich granic. Każda z nich łączy się z innymi na pewnym poziomie funkcjonowania; nie są one ani odrębne, ani rozdzielne. Rozróżnienie to jest mniej wyraźne na przykład między funkcjonowaniem embriologicznym i genetycznym na poziomie kontroli i organizacji niż na poziomie struktury: jedno jest bardziej zaawansowanym stadium drugiego; *embrionalne jest w trakcie* rozwoju strukturalnego, a *genetyczne* jest substratem, z którego rozwija się struktura). Podziały te są więc nieco sztuczne, bardziej konceptualne niż realne, ale konieczne, aby umożliwić użyteczny poziom szczegółowości przy porównywaniu tego, czym są obrazy z fotografii Kirliana, z charakterem energii Ośmiu Nadzwyczajnych Statków.

Holograficzne i diagnostyczne

Podczas gdy wiele z przytoczonych powyżej dowodów trudno jest ustalić na czym dokładnie polegają fotografie Kirliana, to co najbardziej zgadza się z istnieniem jakiejś formy pola bio-energetycznego. Istnieje coraz więcej dowodów potwierdzających holograficzny charakter tych pól energetycznych, który pochodzi z obszaru fotografii Kirliana (Gerber, 1988,1996). Fotografia Kirliana funkcjonuje według zasad holograficznych (Korotkov, 1998a), (Krippner & Rubin, 1973), (Gadsby, 1993), (Gerber, 1988,1996), podobnie jak osiem nadzwyczajnych (Manaka, (Matsumoto & Birch *et al.*, 1995), 1986), (Matsumoto & Birch, 1988).

Tak więc diagnoza jest możliwa tylko za pomocą Kirlian Photography, ponieważ może ona obrazować informacje, które są przechowywane w sposób holograficzny, a diagnoza za pomocą Eight Extraordinary Vessels jest możliwa tylko ze względu na ich holograficzną funkcjonalność i strukturę.

Holografia

Holografia jest badaniem trójwymiarowych obrazów tworzonych za pomocą fal świetlnych, które wzajemnie na siebie oddziałują. Stworzony obraz nazywany jest "hologramem". Pierwszy hologram został zbudowany za pomocą lasera w 1965 r. przez Emmette Leith i Jurisa Upatniksów. Holografia wykorzystuje światło laserowe, które jest niezwykle uporządkowane (spójne). Hologramy ukazują unikalną zasadę w naturze, która pokazuje, że każdy utwór może zawierać istotę całości. Dodatkowo, w celu dalszego wykazania wszechobecności hologramu, w 1969 r. znany fizjolog mózgu na Uniwersytecie Stanforda zaproponował, aby hologram ten działał bardzo dobrze jako potężny model procesów mózgowych.

Dr David Bohm poszedł znacznie dalej i zasugerował, że cały wszechświat to hologram (Bohm, 1992). Bohm opisuje kluczową cechę funkcjonowania hologramu jako "w każdym regionie przestrzeni porządek całej oświetlonej struktury jest "zagięty" i "niesiony" w ruchu światła". (p150). Model ten pozwolił Bohmowi na rozwiązanie i wyjaśnienie pewnych trudności w fizyce (Manaka *et al.*, 1995). Nowy model, który on i inni opracowali, nazywany jest "paradygmatem holograficznym". Istotnością tego modelu jest opis tego, jak wydarzenia nielokalne (globalne) mogą powodować zmiany lokalne i jak wydarzenia lokalne mogą wywoływać zmiany globalne. Innymi słowy, jak ostatecznie każda część wszechświata jest w stanie komunikować się z każdą inną częścią wszechświata (Brennan, 1993).

Diagnoza

Żeby poczekać na rozwój choroby
Zanim to naprawimy,
Aby zaburzenie powstało
Zanim się tym zajmiemy,
Ma czekać, aż ktoś będzie spragniony
Przed wykopaniem studni,
Żeby poczekać na bitwę
Przed podrobieniem broni.
Czy to nie za późno?
(Su Wen, "The Way of Heaven", rozdział drugi)

Kirlian Photography jest skutecznym narzędziem diagnostycznym (Gadsby, 1993), (Gerber, 1988,1996), (Hovsepain & Rupert, 1983), a siła wykorzystania ośmiu nadzwyczajnych naczyń w diagnostyce choroby jest dobrze udokumentowana (Matsumoto & Birch, 1986), (Manaka, (Maciocia *et al.*, 1995), 1989).

Jak to jest, że jako praktykujący możemy być świadomi nieporządku zanim przejawi się on na jawnym poziomie fizycznym? Dzięki umiejętnej diagnozie. "Zasady diagnostyki pozwalają nam odkryć oznaki wewnętrznego pogorszenia" (Larre, 1994) p140. Larre mówi dalej: "Są one zawarte w bardzo subtelnych zmianach w pulsie, kolorystyce, wyrazie twarzy, głosie, oddechu, chodzie, rozmowie, koncentracji i nastroju", a teraz w Kirlijskiej aurze...

Globalny kontra lokalny

Holograficzne" to posiadanie atrybutów globalnych, tzn. zmiany w jednej części będą miały wpływ na całość. Procedura diagnostyczna może być globalna lub lokalna, albo kombinacją obu. Akupunktura, posiada wiele lokalnych technik diagnostycznych (praca mięśniowo-krzyżowa, palpacja punktowa akupunktury, palpacja kanałowa itp.), jednak globalne techniki diagnostyczne, takie jak pobieranie pulsu, diagnostyka języka itp. umożliwiają znacznie głębszą diagnostykę. Od pobrania impulsu do zbadania języka, każda globalna technika ma na celu zrozumienie natury i możliwej patologii narządów lub substancji, które mogą być proksymalne, ale zazwyczaj są usuwane z miejsca badania.

Diagnostyka globalna umożliwia dostęp do informacji, które są przechowywane (i przekazywane) w sposób holograficzny. Teoretycznie więc, badanie jakiejkolwiek części ciała powinno mieć potencjalne wskaźniki wydajności patologii gdziekolwiek indziej - o ile wiemy, jak wyglądać. Na przykład, doświadczony praktykujący może uzyskać dostęp do stanu wszystkich Zang Fu i Podstawowych Substancji w organizmie poprzez badanie pulsów tętnic promieniowych. Podobnie, informacja jest strukturą (miarą porządku w systemie) (Manaka *et al.*, 1995), odpowiednio możemy zmienić strukturę poprzez zmianę informacji. Włożenie igły w punkt w jednym z ośmiu Nadzwyczajnych Statków może mieć wpływ na strukturę ciała (Matsumoto & Birch, 1986).

Wprowadzenie igły w danym punkcie (lub punktach) zmienia strukturę tego punktu, co z kolei przekłada się na funkcję (tj. aktywność energetyczną i zmiany w organach, tkankach i płynach ustrojowych). Sugeruje się tutaj, że być może brak własnych punktów wskazuje, że Osiem Nadzwyczajnych "Statków" to nie kanały jako takie, ale bardziej "***pola holograficznych uprzedzeń***", rysowane w różnych kierunkach funkcjonalnych przez wpływ (i zależne od) struktury energetycznej/fizycznej ciała.

Matsumoto i Birch popierają ideę stale zmieniającego się holograficznego uprzedzenia poprzez odniesienie do 8 dodatków jako zbiorników:

> *"W myśleniu o geometrii niezwykłych naczyń... mogłoby to odnosić się do ich natury jako zbiorników, a nie ścieżek, w których krąży energia. W odniesieniu do pól, mogą one odnosić się raczej do całego pola [holograficzne odchylenie] niż do konkretnych aspektów". (Matsumoto & Birch, 1988) p199, [mój dodatek].*

Istnieje wiele innych przykładów systemów, które opierają się na takiej holograficznej zasadzie dla osiągnięcia sukcesu diagnostycznego i terapeutycznego. Systemy te "mapują" cały organizm na jeden konkretny obszar, bez wyraźnego połączenia (kanały, nerwy, naczynia krwionośne, ścięgna, powięzie itp.) pomiędzy obszarem "źródłowym" i "docelowym" (a niektóre z nich są obce innym!), np. akupunktura nosowa wykorzystuje błony śluzowe nosa do diagnozy i terapii, akupunktura ucha, akupunktura ręczna itp. Być może najciekawsza i najbardziej istotna jest ECIWO Zhanga (Embrio Containing the Information of the Whole Organism) Biologia, gdzie całe ciało jest odwzorowywane (znane jako "mapa losu") na stronie drugiego nadgarstka dłoni. Choroba w określonej części ciała może być zdiagnozowana poprzez omacywanie tych obszarów, a następnie leczona za pomocą akupunktury w tych samych obszarach.

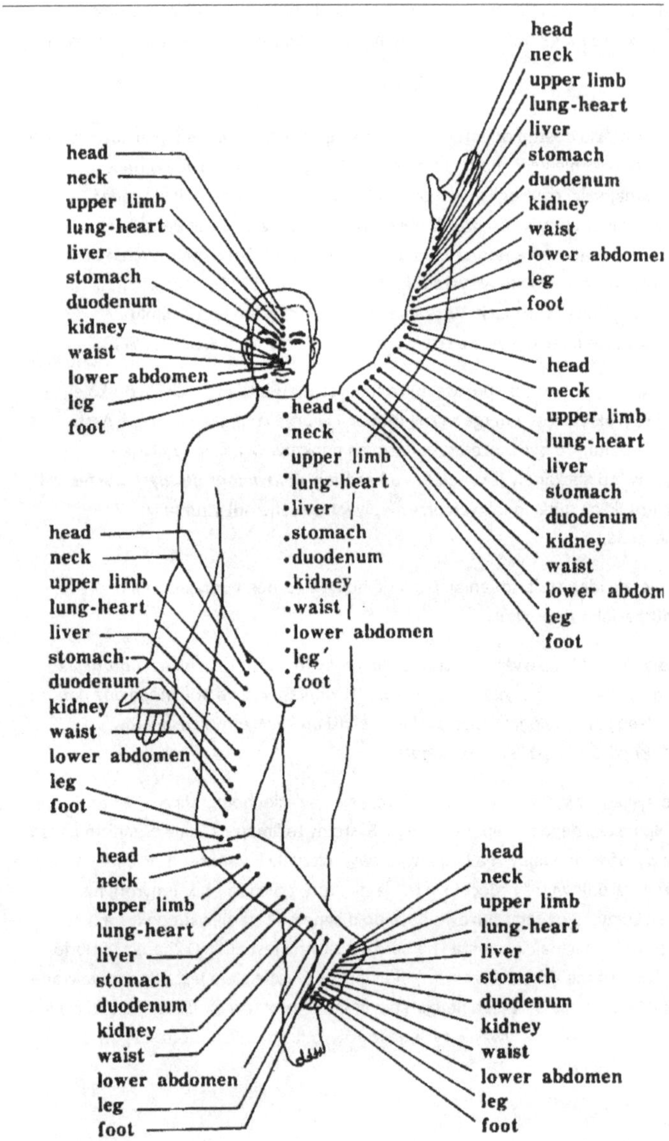

Rysunek 9 Zhonga prawa "holograficznego" rozkładu punktowego wszystkich systemów kości długich

Praca Zhanga opiera się na tym, co nazywa "prawem holograficznym akupunktowym", które "ujawnia, że każdy system odcinka kości długiej lub każda duża część względnie niezależna jest dokładnie taka sama jak uosobienie całego ciała, jeśli akupunkty każdego systemu odcinka kości długiej lub każda duża część względnie niezależna są nazwane od odpowiednich regionów ciała". Dr. Ang w (Zhang, 1990).

Innymi słowy, punkty akupunkturowe są odwzorowane na kościach długich ciała (patrz rys. 7 powyżej), przy czym najczęściej używa się drugiego nadgarstka. Punkty te odnosiły się następnie do konkretnych nazwanych obszarów ciała, które są następnie wykorzystywane do diagnozowania i leczenia chorób w całym organizmie. Każda tkliwość w tych punktach wskazuje na patologię w odpowiednim narządzie. Wkładanie igły lub masowanie takich punktów powoduje reakcję leczniczą w powiązanym narządzie.

Aby procedura diagnostyczna skutecznie wykrywała zaburzenia równowagi i choroby w odległych (niepołączonych, nielokalnych) częściach ciała, może to zrobić jedynie poprzez funkcjonowanie na poziomie holograficznym.

Fotografia Kirliana jest globalną (holograficzną) diagnostyką (Gerber, 1988,1996), podobnie jak diagnostyka patologii za pomocą Ośmiu Statków Nadzwyczajnych (Manaka) *et al.*, 1995). Aby procedura diagnostyczna mogła zostać uznana za *lokalną,* musi być seryjnie i bezpośrednio połączona z miejscem patologii lub obszarem badania za pomocą jakiegoś "objaśniającego", znanego i możliwego do zaobserwowania medium lub mechanizmu. Przeciwnie, aby procedura diagnostyczna została uznana za *globalną,* połączenie nie będzie widoczne i dlatego będzie "domyślne" lub ukryte. Lokalna technika diagnostyczna to taka, która określa przyczynę patologii, a sama patologia ma być ograniczona do wyraźnie rozpoznawalnego lokalnego obszaru. Globalna technika diagnostyczna ma zdolność do diagnozowania patologii w całości z patologii lokalnej.

Kluczem do zrozumienia diagnozy w kategoriach paradygmatu holograficznego jest fakt, że diagnostyka opiera się na *informacjach*, a informacje te są przechowywane w sposób holograficzny. Taka jest natura energii Ośmiu Nadzwyczajnych Statków; diagnoza jest możliwa, ponieważ energia ta jest globalna lub holograficzna, tzn. dostępna dla wszystkich procesów. Energia ośmiu statków nadzwyczajnych składa się z własnego "pola" lub systemu samoreferencyjnego i może być wyraźnie odróżniona od funkcjonalnego "pola" regularnych dwunastu południków.

To pole ma charakter holograficzny i działa raczej na rzecz dostarczania informacji niż na siłę. Główną cechą żywej materii jest organizacja. To, co odróżnia życie od materii nieożywionej, to fakt, że ta pierwsza jest dynamiczna. Wszystkie struktury od największych organizmów do najprostszej komórki są w ciągłym ruchu i transformacji. Idea "pola" ma teraz rządzić i kierować tym dynamizmem (Taylor, 1998).

"Cała materia składa się z wysoce złożonych, nieskończenie uporządkowanych pól energetycznych (Gerber, 1988, 1996). Żywe systemy składają się z nieskończonej liczby pól "energetycznych". Jest to trudność w wiązaniu dokładnej natury Qi, działa ona na tak wielu różnych poziomach, że jest prawie niemożliwa do określenia ilościowego. Aby być skutecznym, lekarz musi wydobyć na pierwszy plan użyteczne diagnostycznie wzorce informacyjne lub struktury istotne dla leczenia.

Tak jak optymalna struktura (stan wolny od choroby) jest wbudowana w matrycę energetyczną ośmiu statków nadzwyczajnych, tak choroba może być postrzegana jako załamanie tej struktury (lub porządku). Ponieważ "energia" Ośmiu Nadzwyczajnych Statków jest holograficzna (Manaka *et al.*, 1995), cokolwiek jest obecne w małym fragmencie, odbije się w całej strukturze i może następnie stać się widoczne w postaci choroby. Sztuka diagnozowania polega więc na sformalizowaniu tych "niedoskonałości strukturalnych" w "wzory dysharmonii". Posługując się tym samym tokiem rozumowania, jak przy fotografowaniu koron palcowych można zdiagnozować liczne choroby (Oldfield & Coghill, 1988), (Snellgrove, 1996), (Gadsby, 1993), (Hovsepain & Rupert, 1983), (Gerber, 1988, 1996), w tym nowotwory. Struktura energii na końcówkach palców musi zatem zawierać informacje odnoszące się do całego ciała - jest to podstawowa cecha medium holograficznego. *Dlatego też zarówno Osiem Nadzwyczajnych Naczyń, jak i Fotografia Kirliana mają wspólną cechę holograficzną pozwalającą na skuteczną diagnozę choroby.*

Embriologiczny

"Ogólnie rzecz biorąc... nadzwyczajne funkcje naczyń mają starsze korzenie embrionalne i ewolucyjne niż dwanaście kanałów". (Manaka *et al.*, 1995) p83. Nadzwyczajne Statki są *zbiornikami* energii. Zostały one opisane jako baseny lub oceany (Kaptczuk, 1983). Wszystko to sprawia raczej wrażenie stabilności i głębi, niż szybko zmieniającej się i reagującej bardziej powierzchniowej warstwy Qi. Im głębiej tonie się w oceanie, tym spokojniejsza jest woda i tym spokojniejsze są rzeczy.

Su Wen Rozdział 1 stwierdza:

"Dalej
Byli tam święci.
Przyjęli oni
Zharmonizowane qi Niebieskiej Ziemi
I dostosowali się
Do regularnego przebiegu ośmiu wiatrów
Narażeni na pragnienia i namiętności
To zakłóca świat,
Nie odczuwali ani irytacji, ani złości.
Ich działalność nie zbłądziła
Ze wspólnej rundy
Ale nie było nic wspólnego
w ich docenieniu rzeczy."

Ci "święci" lub "cnotliwi królowie" zajęli pozycję w centrum, w punkcie równowagi pomiędzy Niebem a Ziemią. Sugeruje się, aby "święci" służyli nam za przykłady osiągnięcia tej równowagi, a zatem i harmonii, wracając do naszego centrum. Być może "święci" są cechami, predyspozycjami energetycznymi posiadanymi lub *dostępnymi* na poziomie Ośmiu Wyrazów w nas, podobnymi do tego, co Carl Jung nazwał "siłami archetypowymi", które w równowadze przynoszą harmonię zarówno wewnątrz, jak i na zewnątrz.

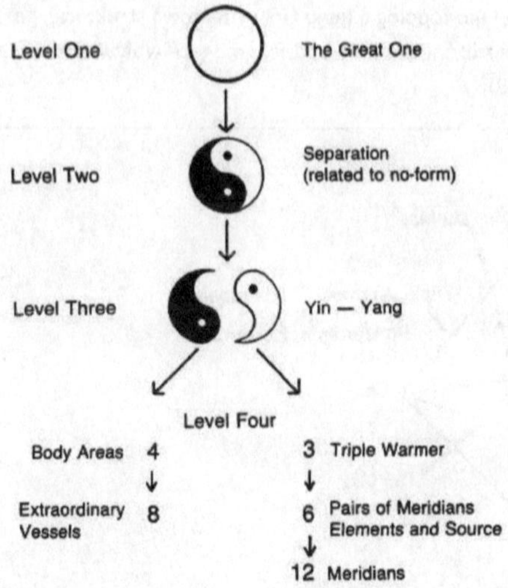

Rycina 10 południków z Tao

"Tao urodził jedyne źródło".
Potem urodziły się dwie rzeczy
Następnie do trzech rzeczy
Potem do dziesięciu tysięcy..."
Tao The Ching (III wiek p.n.e.)

Qi Ośmiu Nadzwyczajnych Statków jest podstawowym Qi. Bliżej Tao niż zwykłych kanałów.

Morfologia i struktura

Morfogeniczna natura Ośmiu Nadzwyczajnych Statków, tj. ich zdolność do rządzenia, nadzorowania i strukturyzowania wzrostu i rozwoju ciała (Manaka i in., 1995) oraz Kirlian Photography fotografuje energię, która ma tę jakość (Korotkov, 1998b).

Osiem Nadzwyczajnych Statków odnosi się bezpośrednio do struktury korpusu. Strukturę ciała zmienia się poprzez obróbkę Ośmiu Nadzwyczajnych Zbiorników, które służą zarówno do formowania fizycznej budowy ciała, jak i utrzymania jego struktury. (Manaka *et al.*, 1995). Dlatego też Osiem Nadzwyczajnych Statków funkcjonuje morfogenicznie, to znaczy jako energetyczne wzorce rozwoju struktury ciała i jego "organów i jelit" (Seem, 1996). Nierównowaga w strukturze znajduje odzwierciedlenie w braku równowagi w odpowiednim kanale Extra. Leczenie Statków Nadzwyczajnych często koryguje problemy strukturalne, takie jak napięcie, nierównowagę lewo-prawo, różnice w długości czy dziwactwa posturalne. (Matsumoto & Birch, 1986). Manaka opracował i zrozumiał ciało związane z jego topologią (jego trójwymiarową strukturą), gdzie uznał, że Osiem Nadzwyczajnych Statków reprezentuje "linie podziału mogące wpływać na zmiany strukturalne..." (Manaka *et al.*, 1995) str. 83).

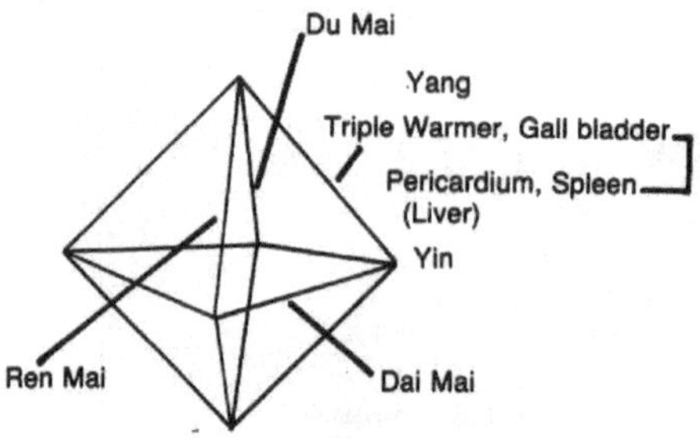

Rysunek 11 Ośmiokrotna konstrukcja ośmiu statków nadzwyczajnych

Ścieżki Osiem Statków Nadzwyczajnych mają budowę ośmiościenną według Manaki (1995) i działają jako linie podziału dla fizycznej struktury ciała. Osiem Nadzwyczajnych Statków nie posiadających własnych kanałów (innych niż Du Mai i Ren Mai) posiada punkty leczenia równomiernie rozmieszczone wzdłuż linii granicznych tej ośmiokatedralnej struktury. Osiem Nadzwyczajnych Statków funkcjonuje raczej jako pola, które będąc holograficzne, wywołują również koherencję w łączeniu pól energetycznych - tzn. struktury te tworzą strukturę poprzez krystalizację struktury lub formę z bezkształtnej pustki w taki sam sposób, w jaki Platon opisuje tworzenie się "platońskich brył".

Jeszcze w latach 40. neuroanatom Harold S Burr z Uniwersytetu Yale w USA pracował nad określeniem formy pól elektrycznych otaczających salamandry. Odkrył, że małe salamandry (baby!) posiadają pole energetyczne mniej więcej takie samo jak dorosły człowiek. Prześledził on kształt pola do coraz wcześniejszych etapów rozwoju i stwierdził, że pole elektryczne zachowało swój kształt i faktycznie pochodziło z niezapłodnionego jaja. Pole elektryczne w jajku jest zorientowane wzdłuż jajka w taki sposób, aby leżało wzdłuż osi mózgu i rdzenia kręgowego. Burr zasugerował, że pole to jest dostosowane do centralnego układu nerwowego.

Burr eksperymentował również z roślinami i stwierdził, że na przykład pole elektryczne otaczające kiełek nie przypominało kiełka, ale kształt w pełni rozwiniętej, dorosłej rośliny. Burr teoretyzował więc, że wszystkie żywe istoty podążają za wzorcem wzrostu podczas rozwoju i że taki wzorzec jest generowany przez indywidualny elektromagnetyczny organizm (Gerber, 1988, 1996).

Co mówi żywym organizmom, aby rosły i przestały rosnąć w określonym czasie? Skąd żywe istoty wiedzą, jaki kształt przybrać? W ludzkim ciele, na przykład, komórki zawierają DNA i pracują w sposób zsynchronizowany i harmonijny z grupami innych komórek w celu stworzenia organów, kości, krwi, tkanek itp. Każde ogniwo ma potencjał elektryczny i generuje coś w kolejności 50-60 miliwoltów.

Oznacza to około 10 milionów woltów na metr. Oprócz tego ogniwa elektryczne pracują również w grupach. Ciało może być zatem postrzegane jako ogromny ul powiązanych ze sobą pól o niezwykle złożonym kształcie, który daje wskazówki dotyczące wzrostu i rozwoju ciała (Snellgrove, 1996). Wzorce wzrostu są określane przez DNA. DNA posiada zapisy wszystkich informacji fizjologicznych (i psychologicznych). Odziedziczamy DNA naszych rodziców, które zawiera nie tylko informacje kształtujące nasz makijaż fizyczny, ale także wiele cech naszej osobowości. Istnieje interakcja między DNA naszych rodziców a DNA dziecka - rozumianym zbyt dobrze w chińskiej medycynie. Te wpływy formacyjne określane są jako "pole morfogeniczne" (Oldfield & Coghill, 1988).

Ten "morfogeniczny wpływ", czyli zdolność do wpływania na strukturę w sposób terenowy, został dodatkowo wykazany przez badacza Balickiego, który badał wczesne wykrywanie raka w 1973 roku. Balitsky zainfekował króliki rakiem produkującym komórki i stwierdził, że może wiarygodnie przewidzieć jego początek poprzez obecność lub brak anomalii w EEG. Innymi słowy był w stanie wykazać bezpośrednią zależność między obecnością komórek nowotworowych a falami elektrycznymi emitowanymi z mózgów królików (Balitsky & Kapshuk, 1969). Oldfield cytuje podobny eksperyment (Oldfield & Coghill, 1988) przeprowadzony w 1965 r. przez francuskiego fizjologa Riviere: narażał szczury z rakowymi wzrostami na pole magnetyczne w połączeniu z mikrofalami o określonej częstotliwości przez dwadzieścia minut jednocześnie w okresie jednego miesiąca. Stwierdził, że guzy i ich przerzuty nie tylko cofnęły się, ale w niektórych przypadkach zostały całkowicie wyeliminowane. Oldfield uważa, że promieniowanie skorygowało zaburzenie w "samoregulującym się" mechanizmie, który w pierwszym rzędzie doprowadził do powstania guza.

Każdy człowiek ma więc swój własny, niepowtarzalny, energiczny "odcisk palca". Ta energiczna sygnatura, która jest proponowana jako aspekt Ośmiu Nadzwyczajnych Statków, może być z kolei pod wpływem czynników emocjonalnych, psychologicznych i fizjologicznych (Korotkov, 1998b), a następnie sfotografowana za pomocą Fotografii Kirliana.

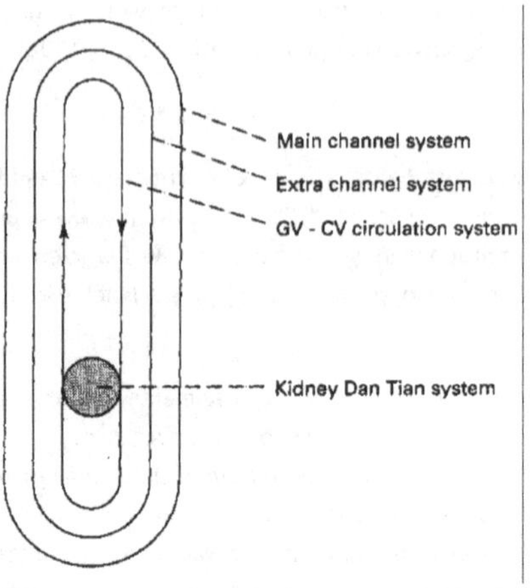

Rysunek 12 Nadzwyczajne relacje kanałowe z [Ross, 1996 #63]

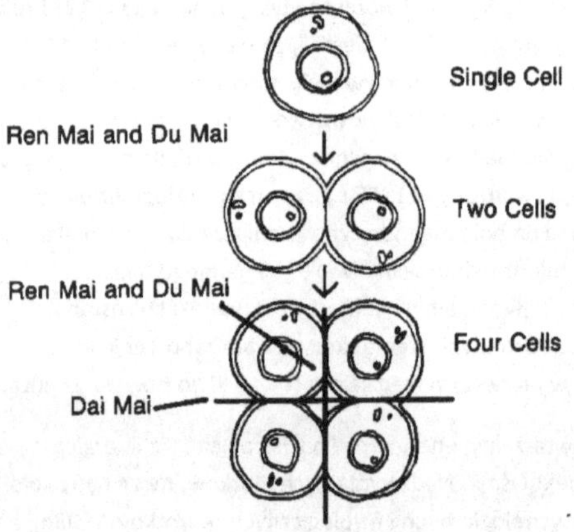

Rysunek 13 Geneza Ren i Du Mai

Pochodzenie z pola uniwersalnego źródła

Kirlian Photography przedstawia podstawową i oryginalną energię (Worsley w Kripner 'The Kirlian Aura'). Energia Ośmiu Nadzwyczajnych Statków ma tę samą pierwotną jakość. Du i Ren Mai powstają podczas poczęcia i są wynikiem mikozy, a także służą jako jej wzór.

Luźne angielskie tłumaczenie terminu *qi jing ba mai* jest "extra" lub "secondary" (Matsumoto & Birch, 1986). Według Matsumoto nie jest to ścisłe, ponieważ sugeruje to, że Osiem Nadzwyczajnych Statków zajmuje podrzędną rolę w stosunku do dwunastu południków regularnych. Matsumoto pisze: "To niefortunne błędne tłumaczenie, które dokładniej oddaje porządek nauczania koncepcji akupunkturowych niż pokazuje miejsce niezwykłych naczyń w ludzkiej anatomii energetycznej... *niezwykłe naczynia są bardziej pierwotne niż dwanaście zwykłych naczyń*." s. 3. Fizyk William Tiller cytuje pracę profesora Kim Bong Han, gdzie Kim pojawił się, aby eksperymentalnie zweryfikować, że meridiany wydają się rzeczywiście "łączyć" z DNA i RNA komórki i wpływać na różnicowanie komórek, chociaż Kim nie rozróżnia pomiędzy Ośmioma Nadzwyczajnymi Statkami i 12 regularnymi meridianami (Tiller, 1974).

Ren Mai i Du Mai są formowane prenatalnie (Wydaje się, 1996). Powstają one jeszcze zanim pierwszy oddech życia wypełni płuca i skłaniają Qi do przepłynięcia przez regularne meridiany od płuc do wątroby. Ren i Du Mai są podobne do DNA, ponieważ posiadają "kod", który strukturalnie określa obszary lub strefy ciała, jak sugeruje Manaka i Birch. Niektórzy francuscy akupunkturzy uważają Du i Ren Mai za "genetycznych koderów" (Seem, 1996). Osiem nadzwyczajnych statków można zatem uznać zarówno za *źródło* rozwoju strukturalnego i energetycznego, jak i za projekt przewodni.

Sukces badań nad wczesną diagnozą nowotworów z wykorzystaniem Fotografii Kirliana (Oldfield & Coghill, 1988) wskazuje na silny związek z podstawowymi procesami na poziomie genu (Korotkov, 1998a). Chociaż te procesy komórkowe mogą mieć silny składnik biochemiczny, to jednak komórki nowotworowe różnią się energetycznie od swoich normalnych odpowiedników (Dumitrescu & Kenyon J, 1983), (Korotkov, 1998a). Jest więc prawdopodobne, że potencjał energetyczny (a także potencjał strukturalny, tj. gen) dla wzrostu nowotworowego leży w DNA i może to być wyraźnie odzwierciedlone w obrazach generowanych przez Fotografię Kirlianowską.

Odwołanie się do badań nad mapowaniem dziedzicznego aspektu cech psychologicznych, chorób, nieprawidłowości strukturalnych itp. z wykorzystaniem fotografii kirlijskiej byłoby w tym momencie użytecznym potwierdzeniem związku między fotografią kirlijską a genetyką. Obiecujący nowy obszar dla przyszłych badań - "genetyczne pobieranie odcisków palców Kirliana".

Geometria 8 nadzwyczajnych południków to Geometria światła.
Istnieje ciekawa analogia do energii światła i czworościanu 8 niezwykłych południków. Podwójny czworościan jest pierwszym zamkniętym kształtem, ponieważ "jeden staje się dwoma" w formowaniu całej materii. Dwa" są reprezentowane przez dwa okręgi, a po połączeniu tworzą trzeci kształt pęcherzyka piszczelowego. Łącząc cztery punkty kardynalne vesica piscis tworzy w swoim centrum podwójny czworościan. Jest to pierwszy kształt, który według Platona pojawia się z pustki i reprezentuje ogień lub światło. Geometria tego kształtu jest więc geometrią światła:

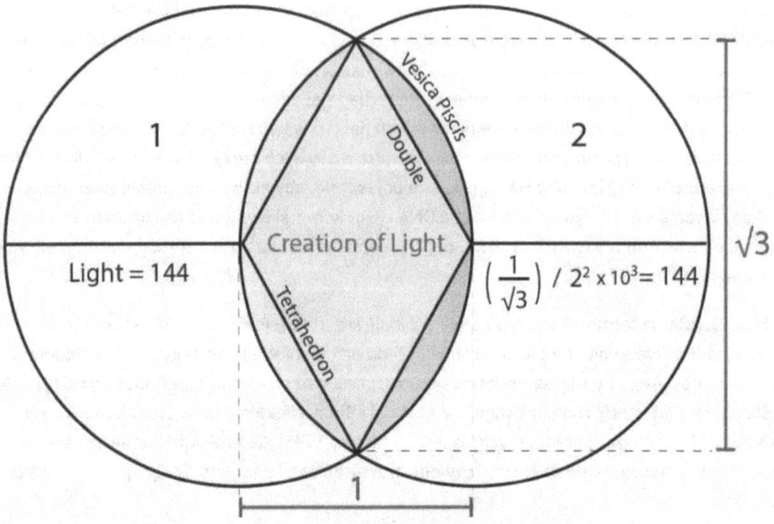

Ratio of the axes of the Vesica Piscis equals the geometric Harmonic of Light

w:h = Harmonic of Light

The Tetrahedron, the first of the Platonic Solids to be created, equates to the element fire/light.
√3 is one of the primary root ratios that precede the creation of matter.

Rysunek 14: Geometria 8 dodatkowych południków obejmuje geometrię Światła

Pierwszymi kanałami, które należy utworzyć są Du i Ren Mai, który pochodzi z Source Qi i jak sugeruje jego nazwa, jest źródłem całej materii - w Tao De Ching - dziesięć tysięcy rzeczy. Geometrycznie jest to reprezentowane przez jeden okrąg replikujący się na dwa, które następnie łączą się razem tworząc vesica piscis. Wewnątrz vesica piscis znajduje się podwójny czworościan lub romb (platoński symbol ŚWIATŁA lub ognia i jest pierwszą z "platońskich brył", które tworzą się w tworzeniu wszechświata). Geometria tego środkowego podwójnego czworościanu daje 12. liczbę Fibonacciego wynoszącą 144. Alfanumeryczne przedstawienie tej liczby 144 jest również równoznaczne z "światłem". W związku z tym, ze względu na ich wspólną podwójną geometrię czworościanu i będąc pierwszymi kanałami, które tworzą się w "tworzeniu" ciała, 8 południków nadzwyczajnych można uznać za ucieleśnienie geometrii światła.

Przepisy prawne

Funkcja *regulacyjna* ośmiu statków nadzwyczajnych jest dobrze udokumentowana (Maciocia, 1989), (Manaka *et al.*, 1995), (Seem, 1996). Kanały te działają w sposób homeostatyczny w celu zachowania równowagi strukturalnej w organizmie i utrzymania równowagi energetycznej. Ren Mai i Du Mai "regulują odpowiednio 7 i 8-letni cykl życia kobiet i mężczyzn". Te cykle życia są opisane w "Pytaniach prostych" w rozdziale 1." (Maciocia, 1989) s. 356.

Fotografia Kirliana została pokazana jako obraz energii, która bierze udział w takiej funkcji regulacyjnej, np. prace Konikiewicza (Konikiewicz, 1977) wyraźnie pokazały, że zmiany cyklu menstruacyjnego można zobrazować za pomocą Fotografii Kirliana, jak pokazano na poniższym rysunku.

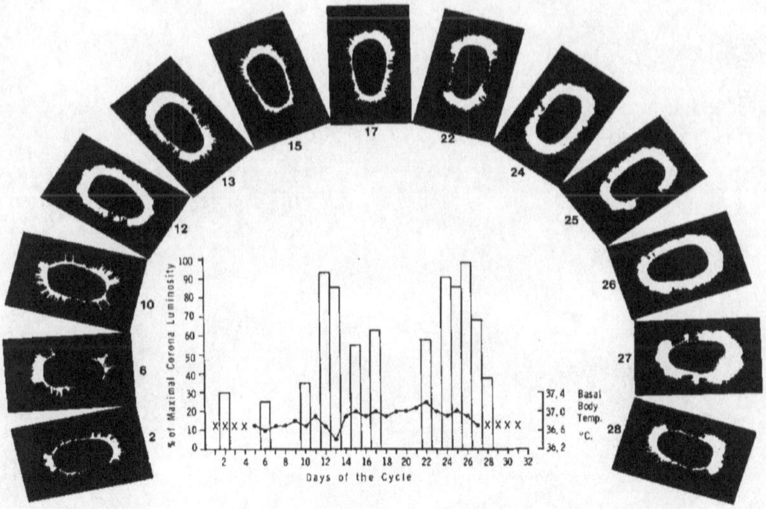

Rysunek 15 Korelacja między fotoanalizą estrogenów kirlianowskich a wzorem koronowym w cyklu menstruacyjnym (z (Konikiewicz, 1977))

Tak więc Fotografia Kirliana może być wykorzystana do bezpośredniego zobrazowania "energii" Ośmiu Nadzwyczajnych Statków. W związku z tym może on być wykorzystywany do monitorowania poprzez jawną reprezentację graficzną zmian patologicznych w Ośmiu Statkach Nadzwyczajnych oraz do wizualnej oceny skuteczności interwencji terapeutycznej z wykorzystaniem akupunktury.

Metoda

Tematyka

Grupa eksperymentalna

n=10. Liczba Tematów była ograniczona czasem, ograniczeniami kosztowymi i dostępnością wystarczającej liczby odpowiednich osób. Tematyka została zaczerpnięta z autorskiej praktyki akupunktury. Nie istniały żadne warunki wstępne do włączenia do badania inne niż te, w przypadku których ze względu na bezpieczeństwo wykluczono by osoby o szybkim tempie bicia serca. W przedziale wiekowym od 35 do 44 lat wzięła udział parzysta liczba białych mężczyzn i kobiet.

Grupa kontrolna

Przedmioty (n=10), pięć samców i pięć samic, zostały użyte jako ich własna kontrola. Zastosowano procedurę typu "crossover". Dwa sektory zostały odwzorowane przez oprogramowanie komputerowe na koronie przedmiotu, który został podzielony na pół, a każda połowa została skwantyfikowana jako iloraz "Ciemny" (miara wielkości i jednolitości). Dla każdego obiektu najpierw otwierano kanał z niższym "Dark Quotientem" i była to procedura kontrolna (Fałszywy). Kanał z wyższym "Dark Quotientem" został wtedy otwarty i był procedurą eksperymentalną (True).

Kontrola zmiennych

Podstawową zasadą metodologii naukowej jest to, że wszystkie możliwe porównywane zmienne są kontrolowane, z wyjątkiem jednej, tak aby znane były efekty w tych zmiennych (Ellison, 1981). Jednym z najtrudniejszych zadań w całej historii badań naukowych nad emisją energii z wykorzystaniem Fotografii Kirliana była standaryzacja wszystkich znanych zmiennych, które mogły mieć wpływ na wyniki badań.

Omura (Omura, 1976) wymienia 24, które są używane przez International Kirlian Research Association, Ebrahim i Williams (Ebrahim & R, 1982) wymienia 10, a Oldfield (Oldfield & Coghill, 1988) wymienia 10 parametrów. Szczegółowe informacje na ten temat znajdują się w załączniku II.

Wiele z powyższych parametrów odnosi się do standaryzacji folii i parametrów elektrycznych, które zostały zaprojektowane z wykorzystaniem światłowodów i komputerowego przetwarzania obrazów. W tym badaniu skontrolowano wszystkie *istotne* główne parametry, sprzęt GDV został zaprojektowany specjalnie w tym celu i skutecznie kontrolował wszystkie możliwe główne zmienne zakłócające. Jedyną główną zmienną, której nie można było kontrolować, był nacisk palca na płytę. Zmienna ta nie wpływa jednak znacząco na wyładowania koronowe wytwarzane w szczególności przez urządzenia GDV (Korotkov, 1998a). Inną zmienną, która mogła mieć wpływ na wynik, był kąt padania końcówki palca na płytę. Było to kontrolowane przez korek z małym otworem w środku umieszczonym nad płytą. Następnie palec został przebity przez otwór, aby oprzeć się na talerzu. Otwór skutecznie utrzymywał ten sam kąt padania dla każdego ujęcia w obiektach.

Zdjęcia wykonano w ciągu kilku minut od siebie, zmniejszając w ten sposób znacząco wpływ zmiennych takich jak temperatura, ciśnienie barometryczne, wilgotność powietrza, menstruacja, itp. Nie trzeba było pytać o spożycie dietetycznych produktów leczniczych, ponieważ podmioty działały jako własna kontrola. Jeśli jedli żywność lub brali jakiekolwiek leki przed eksperymentem i nie wpłynęło to na ich metabolizm wystarczająco, aby wpłynąć na koronarowy wzór rozładowania prawdopodobnie zrobił to równomiernie we wszystkich trzech ujęciach. Hovsepain (Hovsepain &

Rupert, 1983) podaje przykłady produktów dietetycznych i medycznych, takich jak słodycze i napoje przyjmowane godzinę przed eksperymentem oraz stosowanie leków takich jak środki uspokajające, barbiturany, morfina, metadon, amfetaminy, kapsułki na przeziębienie, syrop na kaszel zawierający kodeinę, marihuanę i LSD.

Oprogramowanie GDV mierzy następujące główne parametry (patrz (Korotkov, 1998a), aby uzyskać więcej szczegółów:

- *Dystrybucja pierścieniowa.* Pięć pierścieni nakłada się na koronę, aby umożliwić obliczenie współczynników proporcji powierzchni wyznaczonych przez pierścienie.
- *Poziom hałasu.* Oprogramowanie pozwala operatorowi na ekranowanie zewnętrznego "hałasu" wokół korony, który może być generowany przez szereg czynników, takich jak "moc energetyczna" podmiotu, procesy metaboliczne itp.
- *Współczynniki fraktalne.* Stopień złożoności pierścienia zewnętrznego.
- *Współczynniki spektralne.* Obraz jest oceniany w całym spektrum kolorów.
- *Współczynniki sektorowe.* Dystrybucja energii w obrębie sektorów.

W analizie koron obliczono łącznie 18 poniższych parametrów (na podstawie powyższych głównych parametrów). Dane wygenerowane na podstawie tych parametrów zostały zestawione w formie wykresu w celu ilościowego porównania obrazów.

1. Obszar GDV-gram.
2. Hałas, usunięty z obrazu (zależy od pierwszego ustawienia w programie).
3. Współczynnik kształtu K = L2/2...S .
4. Wymiar fraktalny.
5. Współczynnik jaskrawości.
6. Odchylenie jasności.
7. Liczba oddzielonych fragmentów na obrazie.
8. Średnia powierzchnia fragmentu.
9. Odchylenie powierzchni fragmentów.
10. Współczynnik kształtu II (stosunek) KII = (obraz S + S owalny)/S owalny .
11. Względny współczynnik poświaty wewnątrz wewnętrznego owalu.
12. Względny współczynnik poświaty obrazu dla 25% powierzchni (z całego obszaru).
13. Względny współczynnik poświaty obrazu dla 50% powierzchni (z całego obszaru).
14. Względny współczynnik poświaty obrazu dla 75% powierzchni (z całego obszaru).
15. Względny współczynnik blasku obrazu dla 100% całego obszaru.
16. Liczba sektorów.
17. Obszary w sektorach (17.1; 17.2; ...).
18. Współczynniki kwantylowe dla sektorów.

Sprzęt

Opis aparatury

"Aby przyjrzeć się konkretnemu zjawisku, musimy użyć okularów odpowiednich do jego skali. Jeśli chcemy zbadać ogólną budowę anatomiczną narządu, możemy zbadać go gołym okiem. Jeśli chcemy zrozumieć strukturę komórkową, musimy użyć mikroskopu. Jeśli chcemy zrozumieć strukturę molekularną każdej komórki, musimy użyć skaningowego mikroskopu elektronowego lub równoważnego urządzenia skanującego. Bez odpowiedniego modelowania i narzędzi dla każdej skali nie możemy ustalić nic na temat badanego zjawiska. Jest to tak samo prawdziwe w badaniach nad akupunkturą jak i w każdej innej dziedzinie. Jeśli natura tego, z czym mamy do czynienia w akupunkturze jest bardzo subtelna i dla większości ludzi niewidoczna i niezauważalna gołym okiem, musimy opracować odpowiednie metody i narzędzia obserwacji połączone z odpowiednimi modelami". (Manaka i in., 1995) s. 19.

Najbardziej zaawansowanym sprzętem dostępnym obecnie jest rosyjski, światłowodowy GDV (Gas Discharge Visualisation) Crown TV Complex.[8]

Sprzęt został opracowany przez dr Konstantina Korotkova[9] i wykorzystuje najnowocześniejsze technologie elektroniczne i światłowodowe w analizie cech jarzenia się organizmów żywych, w tym roślin, nasion, próbek krwi i kultur mikrobiologicznych. Profesor Korotkov opracował pakiet GDV (instrumenty i oprogramowanie), który umożliwia podgląd w czasie rzeczywistym zmian w dziedzinie energii człowieka. Sprzęt ten był wykorzystywany w wielu dziedzinach nauki, w tym w medycynie, biologii, psychologii, biofizyce, kryminalistyce, rolnictwie i ekologii.

---

[8] Na potrzeby tego badania sprzęt (GDV Crown TV) został wypożyczony z rosyjskiej uczelni (St. Petersburg State Technical University SPIFMO) za 250 USD miesięcznie (cena zakupu wynosi 6000 USD).

[9] Dr Korotkov jest opisany na tylnej okładce swojej książki "Aura i świadomość" w następujący sposób: "...ma doktorat z fizyki i wykładał na całym świecie fizykę i biofizykę. Uczestniczył jako starszy badacz w renomowanych ośrodkach i instytutach badawczych. Z ponad 70 publikacjami w wiodących radzieckich i rosyjskich czasopismach naukowych z dziedziny fizyki i biologii, posiada 12 patentów w dziedzinie biofizyki i jest autorem 4 książek".

Urządzenia GDV generują wokół obiektu pole elektryczne o dużym natężeniu, wytwarzając wyładowanie gazowe, którego blask można zobaczyć i zmierzyć. Zrzut taki może być wytwarzany wokół dowolnego obiektu i będzie wykazywał różnice w wielkości, kolorze, rozmieszczeniu itp. w zależności od bardzo niewielkich zmian w obiekcie, które nie mogą być ujawnione przez inne techniki. Zmiany te mogą obejmować właściwości elektryczne obiektu, jego charakterystykę emisyjną, parowanie gazu i wymianę energii ze środowiskiem. W przypadku organizmów żywych metoda ta ujawnia swoją złożoną reakcję na czynniki wewnętrzne i zewnętrzne. Cały szereg subtelnych wpływów może się ujawnić. Na przykład, możliwe jest rejestrowanie wpływu rodzaju

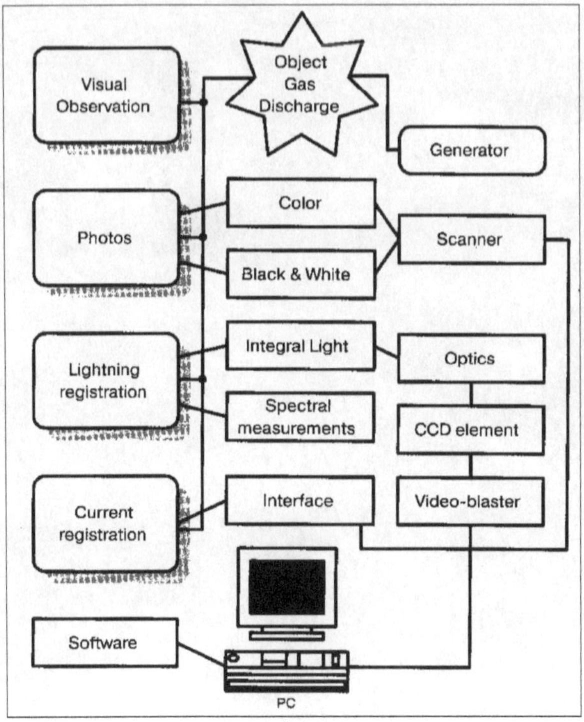

Rysunek 16 Schemat blokowy urządzeń do wizualizacji wyładowań gazu

spożywanej żywności, podawanych leków oraz liczby czynników środowiskowych, takich jak narażenie na zanieczyszczenia. Nawet z minuty na minutę można łatwo zauważyć zmiany w stanie umysłu danej osoby.

Specyfikacje Kompleksu Telewizji Koronnej

Urządzenie składało się ze sprzętu i oprogramowania do bezpośredniej komputerowej rejestracji i przetwarzania obrazów jarzenia GDV za pomocą specjalnego systemu telewizyjnego ze specjalną optyką używaną w warunkach światła dziennego, umożliwiającą przetwarzanie w czasie rzeczywistym. Bardziej szczegółowa specyfikacja Crown TV Complex znajduje się w załączniku VIII.

Igły do akupunktury

Zastosowano jednorazowe igły Hwato 0,20 x 25 mm z rurkami prowadzącymi.

Procedura

Każdy obiekt był badany w sali kliniki akupunkturowej. Temperatura utrzymywana była na stałym poziomie 28ºC (±2ºC) za pomocą grzałki elektrycznej sterowanej termostatem. Eksperymentantem był samiec akupunkturysty.

Na wybór Tematów nie nałożono żadnych kryteriów wstępnych. Podmioty te otrzymały do wypełnienia formularz zgody (patrz załącznik IV). Osoby, które nie chciały wyrazić zgody lub nie wypełniły listy kontrolnej, zostały zwolnione z badania. Wszyscy S podeszli do nas i wyrazili swoją zgodę.

Bezpośrednio po projekcji każdy obiekt otrzymał krótkie wprowadzenie do telewizora koronnego i został poproszony o usunięcie całej biżuterii z rąk i nadgarstków. Następnie na płytce umieszczono prawy palec wskazujący i wykonano zdjęcie Kirliana, które zostało zarejestrowane na komputerze. W przypadku stwierdzenia równomiernego wyniku fraktalności (FS) dla obu sektorów, podmiot ten został wyłączony z badania.

Wykonano skan GDV i uzyskano wyniki Dark Quotients (Fractality Scores) dla obu sektorów. Następnie zidentyfikowano kanał docelowy (wyższy z wyników fraktalności). Następnie otwarto kanał nie docelowy, wykonano drugi skan GDV i ponownie uzyskano Fractality Scores. Następnie otwarto kanał docelowy i wykonano trzeci skan GDV oraz uzyskano końcową parę punktów Fractality Scores. (patrz Rysunek 14 Schemat przebiegu procedury).

Ponieważ w literaturze przedmiotu wydaje się, że istnieje niewielka zgodność co do metod wprowadzania igły, zastosowano następującą metodologię. Igły były wstawiane płytko, bez próby uzyskania de qi. "Nowoczesne, nadzwyczajne style leczenia zazwyczaj wykorzystują płytkie wstawki. Ledwie włożyć igły, nie jest konieczne, aby uzyskać de qi" (Matsumoto & Birch, 1986) str. 74. Igły usunęliśmy w odwrotnej kolejności, a punkty zostały użyte jednostronnie (Ross, 1996) p121. Igły zostały usunięte w ciągu 10 sekund od wprowadzenia obu zestawów punktów ("Prawdziwe" i "Fałszywe", patrz poniżej).

Punkt otwarcia i punkty sprzężone były stosowane za każdym razem według strony dominującej (lewa dla mężczyzn i prawa dla kobiet) w następujący sposób:

Tabela 1 Zlecenie punktowe na otwarcie Du i Ren Mai

	Open Du Mai	Otwórz Ren Mai
Mężczyźni	SI3 L i BL62 R	Lu7 L i Kid6 R
Kobiety	SI3 R i BL62 R	Lu7 R i Kid6 L

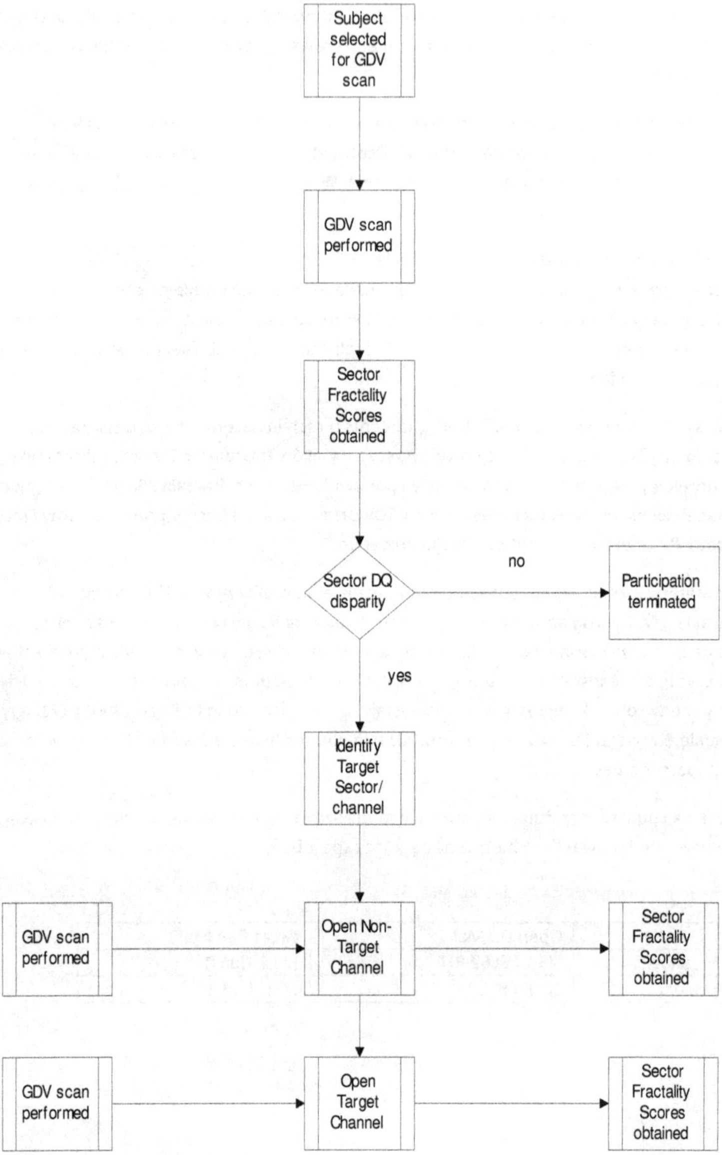

Rysunek 17 Schemat blokowy procedury eksperymentalnej

Środki dotyczące wyników

Frakcyjność
Ocena procedury eksperymentalnej (otwarcie Du Mai lub Ren Mai) polegała na analizie ilorazu fraktalności[10][11] sektora docelowego (patrz "*Sektory*" poniżej). Analiza stopnia fraktalności (niejednorodności) pozwoliła na ilościową analizę porównawczą rozkładu bioenergii w każdym sektorze każdej korony.

Zasada Krippnera: w pracy diagnostycznej szczególną uwagę zwraca się na związek pomiędzy jasnymi i ciemnymi obszarami zdjęcia (Krippner, 1979). Innymi słowy, to właśnie luki w koronie są znaczące. Szczeliny w koronie reprezentują niską integralność koronową. Korotkov definiuje stopień szczelin lub pęknięć w koronie jako jej "iloraz fraktalności". Dlatego im więcej szczelin, tym wyższy iloraz fraktalności; im pełniejsza/cała korona, tym niższy iloraz fraktalności. (Korotkov, 1998a)

Przeprowadzono ilościową analizę porównawczą ilorazu fraktalności (Fractality Score) obu sektorów we wzorcach wyładowań koronowych. Oprogramowanie oblicza iloraz fraktalności jako wartość "ciemną". Wynik "ciemny" jest równoznaczny z "fraktalnością" w następujący sposób. Obraz korony wyświetlany na ekranie jest obrazem "negatywowym" (ciemny obraz na białym tle). Współczynnik fraktalności jest obliczany na tym obrazie i jest miarą tego, jak "ciemny/stały" jest obraz - im wyższy *poziom* fraktalności, tym bardziej rozbita (mniej jednolita) będzie korona; im bardziej stały (jednolita) jest obraz, tym ciemniejszy pojawia się na ekranie, a więc im ciemniejszy jest obraz na ekranie, tym bardziej jednolity będzie i tym niższy będzie wynik fraktalności generowany. Tak więc im wyższy wynik "*ciemny"* (bardziej stały/jednorodny), tym niższa fraktalność, odwrotnie, im niższy wynik "ciemny", tym wyższa fraktalność korony.

W związku z tym w eksperymencie poszukiwano *zmniejszenia liczby* punktów fraktalnych w sektorze docelowym w każdej z koron, jako dowodu na *zwiększenie liczby* ich punktów ciemnych.

Przykładowe obrazy korony generowane na ekranie to rysunek 18 przedstawiający koronę kirlianowską z zastosowanym mapowaniem sektorów.

Sektory
Dr Korotkov podzielił każdą końcówkę palca na kilka sektorów (do 9). Każdy sektor odnosi się do fizycznego narządu lub narządów (zob. dodatek VII). Disharmony w tych organach jest następnie odzwierciedlone w zniekształceniu korony w tym sektorze, co umożliwia diagnozę patologii. Wraz z oprogramowaniem (Korotkov i Mandel) dostarczone zostały dwa "mapowania sektorowe" dla korony na czubku palca. Dla uzupełnienia dr Korotkov dołączył mapę sektorową opartą na teorii Mandela. Autor dodał mapowanie trzeciego sektora poprzez edycję oprogramowania. Ten trzeci

---

[10] Frakcyjność" jest miarą stopnia rozdrobnienia korony. Im niższy stopień fraktalności, tym większa integralność korony. Eksperyment ma na celu zwiększenie integralności (całości) korony poprzez redukcję jej wartości frakcyjności poprzez otwarcie odpowiedniego kanału.

[11] Sektor docelowy" to sektor korony, w którym uzyskano wyższy wynik Fractality Score i który, jak się spodziewano, wykaże spadek wartości w wyniku procedury eksperymentalnej.

rodzaj "mapowania sektorów" podyktowany był hipotezą tego badania, która sugeruje, że całe ciało może być reprezentowane w wyładowaniu energii koronowej na czubku palca, a strona boczna przedstawia "energię" kanału Du, natomiast strona środkowa reprezentuje "energię" kanału Ren. W związku z tym to nowe mapowanie sektorowe odwzorowało tylko dwa sektory.

Sektory te zostały następnie oznaczone jako reprezentujące Ren Mai i Du Mai na obu palcach indeksu w następujący sposób:

Palec	Sektor 1	Sektor 2
Lewy indeks	Ren Mai (strona przyśrodkowa)	Du Mai (strona boczna)
Właściwy indeks	Du Mai (strona boczna)	Ren Mai (strona przyśrodkowa)

W badaniu użyto tylko prawego palca wskazującego.

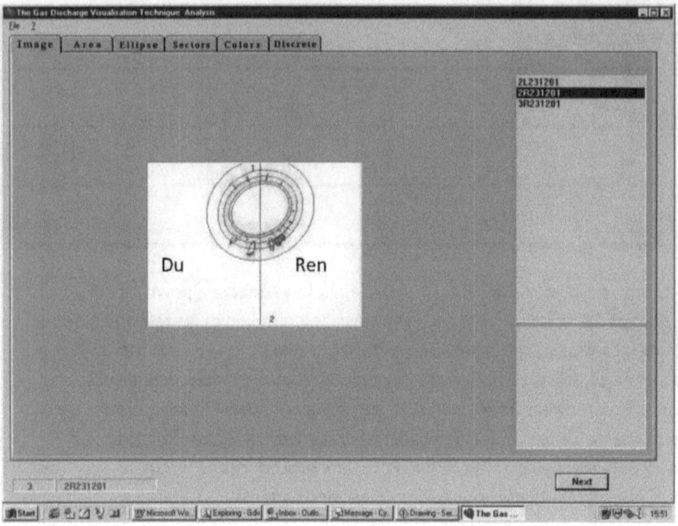

Rysunek 18 Odwzorowanie sektora dla prawoskrętnych palców indeksu

Wyniki

Tabela 2 Ciemne ilorazy (wszystkie tematy)

Subject Number	Shot Id	DQ1 Sector 1 (Du)	DQ2 Sector 2 (Ren)	Channel opened (False)	Channel opened (True)	Target DQ difference (Du)	Target DQ difference (Ren)	% change (True Sector)	% change (False Sector)
	GDV1/1R011	985	1529	Ren					
1	GDV1/2R012	899	1292			-86	-237		-15.50
female	GDV1/3R013	1406	2040		Du	421	511	42.74	
	GDV2/1R021	308	388	Ren					
2	GDV2/2R022	373	358			65	-30		-7.73
male	GDV2/3R023	1019	1560		Du	711	1172	230.84	
	GDV3/1R031	138	162	Ren					
3	GDV3/2R032	109	94			-29	-68		-41.98
female	GDV3/3R033	1606	1846		Du	1468	1684	1,063.77	
	GDV4/1R041	1004	1923	Ren					
4	GDV4/2R042	908	2114			-96	191		9.93
female	GDV4/3R043	1000	2052		Du	-4	129	-0.40	
	GDV5/1R051	2406	3193	Ren					
5	GDV5/2R062	2516	2617		Du	110	-576		-18.04
female	GDV5/3R053	1868	2642			-538	-551	-22.36	
	GDV6/1R061	785	955	Ren					
6	GDV6/2R062	1005	1031		Du	220	76		7.96
male	GDV6/3R063	1667	1937			882	982	112.36	
	GDV7/1R071	2405	3145	Ren					
7	GDV7/2R072	2010	2056		Du	-395	-1089		-34.63
male	GDV7/3R073	1937	2592			-468	-553	-19.46	
	GDV8/1R081	93	103	Du					
8	GDV8/2R082	196	94		Ren	103	-9		110.75
female	GDV8/3R083	555	373			462	270	262.14	
	GDV9/1R091	533	364	Du					
9	GDV9/2R092	56	59		Ren	-477	-305		-89.49
male	GDV9/3R093	146	1464			-387	1100	302.20	
	GDV10/1R101	1004	1923	Ren					
10	GDV10/2R102	921	1486		Du	-83	-437		-22.72
male	GDV10/3R103	1312	1538			308	-385	30.68	

Wyniki badania zostały przedstawione w Tabela 2 powyżej. Kolory oznaczają powiązane liczby, kanały i obliczenia. Fotografie Kirliana wykonane i analizowane przez kompleks telewizji koronnej pokazano w załączniku I. Ze względu na ograniczenia czasowe tylko połowa zdjęć została "zabarwiona", a pozostałe zdjęcia pozostały w stanie nieprzetworzonym. Kolorowanie obrazów pozwala na wykonanie dodatkowego kroku analizy przez oprogramowanie komputerowe, ale ponieważ nie miało to znaczenia dla celów tego badania, czas został zaoszczędzony poprzez pozostawienie połowy obrazów bez przetwarzania. Pozostałe procedury analityczne dostępne w oprogramowaniu były więcej niż odpowiednie dla potrzeb tego badania.

Klucz do "Shot Id. Kolumna jest podana poniżej. Poniżej w części *Analiza wyników eksperymentalnych podano przykład praktyczny*.

Identyfikator ujęcia": np. GDV1/ 1R 01 1

GDV1...10	= komputerowy katalog ujęć obiektu
1 .. 3R	= Prawy palec wskazujący użyty trzy razy dla każdego obiektu.
01 .. 10	= numer przedmiotu
1.. 3	= numer ujęcia (3 dla każdego przedmiotu)
DQ1 i DQ2	= Dark Quotient (jednolitość koronowa lub całość)

Zmienna doświadczalna była porównaniem pomiaru ilorazu fraktalności (pochodzącego z "Dark Quotients") korony przed i po wprowadzeniu igieł do akupunktury. Obiekty były wykorzystywane jako własna kontrola w procedurze typu crossover. Tutaj identyfikowany jest kanał docelowy (lub Prawdziwy) (Du lub Ren Mai), a domyślnie drugim kanałem na ten sam temat jest kanał kontrolny (lub Fałszywy).

Analiza wyników eksperymentalnych: przykład

Aby ta hipoteza była prawdziwa:

energia wyobrażona przez Kirlian Photography byłaby "energią" Ośmiu Nadzwyczajnych Statków. Luki w koronie (wysoka fraktalność) wskazywałyby zatem na brak równowagi w kanale związanym z tym sektorem (korona boczna = Du Mai, korona przyśrodkowa = Ren Mai). Otwarcie" kanału o wysokiej fraktalności przywróci mu równowagę, zmniejszając tym samym stopień fraktalności tego sektora.

Tabela 3 =true (Hipoteza zerowa odrzucona)

Procedure True false	Higher fractality	open Du Mai	open Ren Mai	Increase in DQ	No change Or reduced DQ
1	On lateral side	✓		✓	
2	On medial side		✓	✓	
3	On lateral side		✓		✓
4	On medial side	✓			✓

Prawdziwa procedura

1. -Otwórz Du Mai, jeśli sektor docelowy (sektor z wyższym współczynnikiem Dark Quotient -DQ) znajduje się po bocznej stronie korony palca.

2. -Otwórz Ren Mai, jeśli sektor docelowy jest po stronie przyśrodkowej.

Procedura FALSE
(odwrotna do powyższej)

3. -open Ren, jeśli sektor docelowy jest po stronie bocznej

4. -open Du, jeśli sektor docelowy znajduje się po przyśrodkowej stronie korony palca.

Przedmioty zostały przypisane do *dwóch* z powyższych czterech grup procedur zgodnie z lokalizacją ich sektora docelowego, co gwarantuje, że zostaną one poddane zarówno Fałszywemu, jak i Prawdziwemu zestawowi procedur (patrz tabela poniżej):

1. True Lateral,
2. Prawdziwy Medal,
3. Fałszywe boczne lub
4. Fałszywy Medal

Tabela 4 Lokalizacja sektora docelowego

Miejsce lokalizacji sektora docelowego	Zastosowana procedura
Strona	3 (Fałszywy, czyli kontrola) następnie 1 (Prawdziwy)
Medial	4 (Fałszywy, czyli kontrola) następnie 2 (Prawdziwy)

Przykład:

1. Obiekt badany przy użyciu GDV
2. Ciemne ilorazy uzyskane dla obu stron (bocznego i przyśrodkowego).
3. Procedura 3 (procedura kontroli fałszywej) przeprowadzona po wyższej stronie DQ.
4. Procedura 1 (True-experimental procedure) wykonywana po dolnej stronie DQ.

Wyniki potwierdziłyby hipotezę, gdyby nie było zmiany DQ w procedurze 3, a następnie zwiększenia DQ w procedurze 1. Podobnie, hipoteza ta zostałaby poparta, gdyby wzrost DQ i brak zmian DQ zostały stwierdzone zgodnie z procedurami 2 i 4, odpowiednio, w przypadku docelowego sektora medialnego. (patrz tabela poniżej)

Aby Hipoteza ta została potwierdzona jako Prawdziwa, uzyskano by następujące wyniki:

Procedure **true** **false**		**open Du Mai**	**open Ren Mai**	**Increased DQ**	**Static DQ**
1	lateral HFS*	✓		✓	
2	medial HFS		✓	✓	
3	lateral HFS		✓		✓
4	medial HFS	✓			✓

*HFS = Higher Fractality Score

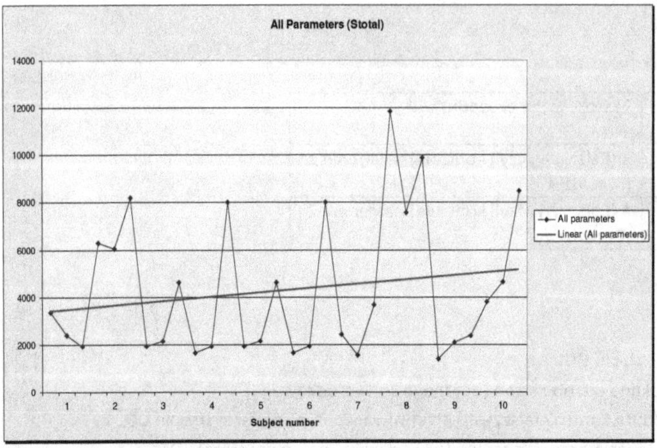

Rysunek 19 Wszystkie parametry

Podsumowanie wyników

Powyższy rysunek 19 przedstawia sumę wszystkich zmierzonych parametrów każdego obrazu koronnego (3 na obiekt) palca wskazującego dla każdego obiektu. Zwróć uwagę na linię trendu (liniową) w kolorze niebieskim pokazującą ogólny średni wzrost wartości wszystkich parametrów w miarę wzrostu liczby badanych Podmiotów. Wskazywało to na ogólny pozytywny efekt selektywnego otwierania Ren lub Du Mai, który zwiększał się wraz z liczbą Tematów. Poniżej przedstawiono bardziej szczegółową analizę wyników dotyczących poszczególnych parametrów (blask, jasność, wielkość itp.) uznanych w tym badaniu za istotne.

Na podstawie wyników okazuje się, że możliwe jest wyobrażenie sobie energii dwóch z ośmiu Nadzwyczajnych Statków przy użyciu techniki GDV.

1. 7 na 10 obiektów otrzymało wyższe DQ (niższe wyniki fraktalności) dla kanału docelowego (True) w porównaniu z wynikami dla kanału fałszywego.

2. Występowało średnie *dodatnie* wzmocnienie dla kanału docelowego i średnie *ujemne* zmniejszenie DQ dla kanału kontrolnego.

3. Średnia wielkość zmiany (w kierunku dodatnim) w kanale docelowym wykazała DQ w zakresie 12,55 razy większym niż wielkość zmiany pokazana w kanale kontrolnym w odniesieniu do wszystkich obiektów. Patrz Rysunek 20 (Ciemny iloraz, Wszystkie przedmioty).

4. Średni wzrost wielkości korony wyniósł 87,37% w porównaniu z pierwszym i trzecim ujęciem u wszystkich badanych.

5. Średni wzrost jasności we wszystkich ujęciach GDV (wykonano trzy ujęcia dla każdego obiektu) wyniósł 26,8%.

6. 100% drugiego i trzeciego ujęcia wykazało wzrost jasności w porównaniu z pierwszym (w obrębie każdego Obiektu).

7. 7 na 10 obiektów wytworzyło *niższe* DQ w swoim kanale kontrolnym (zamiast pozostać statycznym, jak oczekiwano).

8. 60% badanych doświadczyło średniego wzrostu blasku korony.

9. Początkowy wybór kanału Du jako "docelowego" (True) zgodnie z DQ's wynosił 80%. Nie dokonano żadnych przewidywań co do dominacji selekcji kanałów przed eksperymentem. Chociaż jest to duża różnica, nie została ona uznana za istotną dla hipotezy lub wyników badania. Zob. "Implikacje badawcze" poniżej w celu uzyskania dalszych informacji.
10. Okazało się, że nie ma różnicy między wynikami uzyskanymi od badanych mężczyzn i kobiet.

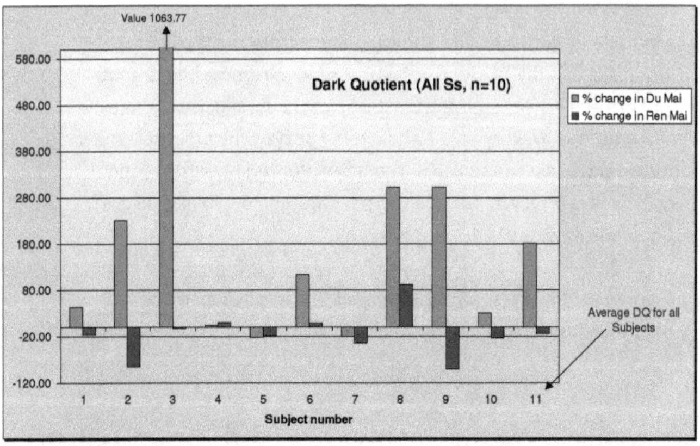

Rysunek 20 Ciemne ilorazy (wszystkie podmioty)

Dark Quotient" (DQ) został obliczony przez oprogramowanie dla każdej korony (3 na obiekt). DQ są odwrotnie proporcjonalne do współczynników ułamkowych (Fractality Quotients - FQ). FQ są uzyskiwane poprzez komputerową analizę DQ. Zarówno DQ, jak i FQ są obliczane za pomocą komputerowej analizy szeregu parametrów (pełna lista wszystkich parametrów obliczonych przez kompleks Crown TV znajduje się w rozdziale "Miary wyników" powyżej).

Do oceny efektu otwarcia docelowych (prawdziwych) i niecelowych (fałszywych) kanałów sektorowych wykorzystano miarę Ciemnego ilorazu (patrz Fraktalność powyżej) każdej korony. DQ ma bezpośredni odwrotny stosunek do ilorazu fraktalności, a mianowicie, wysokie DQ reprezentuje niskie FQ i odwrotnie.

Większość badanych wykazała wzrost *wielkości* swojej korony (parametr 1). Jest prawdopodobne, że było to wynikiem otwarcia kanałów, jednak istnieje szansa, że niewielkie zmiany mogą być spowodowane zmianami kąta padania palca na płytę. Było to kontrolowane w miarę możliwości poprzez wprowadzenie palca przez otwór w nasadce, która znajdowała się nad płytką, ograniczając w ten sposób ruch o około 95%. Jednak stopień zmian u wszystkich badanych w parametrze 1 był tak duży, że znacznie przewyższał wszystko, co można było przypisać zmianom samego kąta padalności.

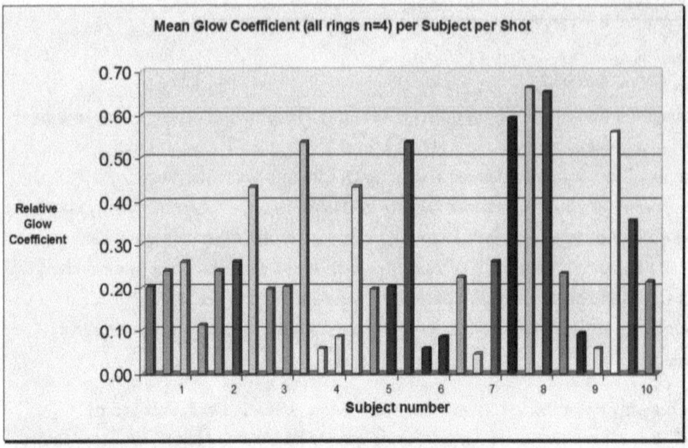

Rysunek 21 Średnie współczynniki jarzenia na obiekt na jedno ujęcie

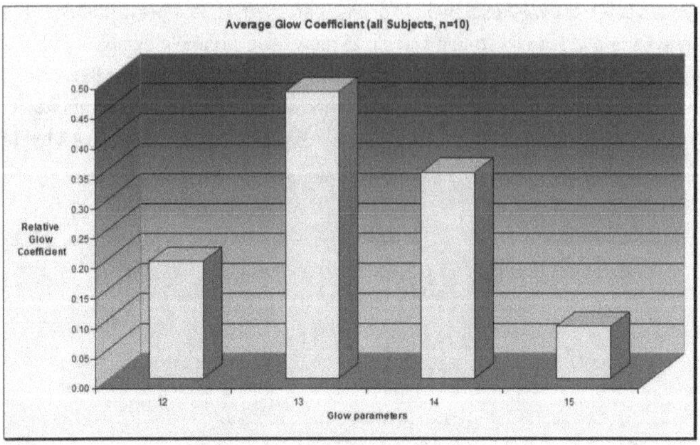

Rysunek 22 Średni współczynnik jarzenia na pierścień

Powyższy wynik 2 wskazuje na dodatnią zmianę netto w kanałach docelowych oraz ujemną zmianę netto w kanałach kontrolnych. Można to wytłumaczyć faktem, że Ren i Du Mai są zasadniczo tym samym kanałem. Otwarcie albo początkowo wydaje własne Qi (dostęp do swoich rezerw), stając się tym samym pełniejszym/pełniejszym. Jako dodatkową korzyść wydaje się, że jego siostrzany kanał uwalnia również Qi do kanału początkowo otwartego jako cel, *wyczerpując* tym samym własne rezerwy. Oba kanały mogą być postrzegane jako wzajemnie wspierające się zbiorniki. Niezwykłym faktem jest, że proces ten został zobrazowany za pomocą Fotografii Kirliana i znalazł odzwierciedlenie w *wymiernej zmianie struktury energetycznej* pomiędzy obydwoma sektorami korony palca wskazującego.

Każdy obraz został zmapowany z pięcioma koncentrycznymi pierścieniami i obliczono ogólny "współczynnik jarzenia" dla przekroju korony ograniczonego przez każdy z pierścieni, w sumie cztery (reprezentowane przez parametry 12-15). (Współczynnik poświaty jest "globalną" miarą wytworzonego obrazu koronowego, który może być następnie dalej analizowany w celu wygenerowania dodatkowych parametrów, takich jak wielkość, jasność itp. Pełna lista znajduje się w części *Kontrola zmiennych* powyżej). Powierzchnia zamknięta pierścieniem wewnętrznym zawsze miała wartość żarzenia równą zero, ponieważ pierścień ten wyznaczał wewnętrzną granicę korony i dlatego nie był uwzględniany w obliczeniach. Rysunek 21 przedstawia współczynnik jarzenia dla każdego zdjęcia (3) dla każdego Obiektu (10).

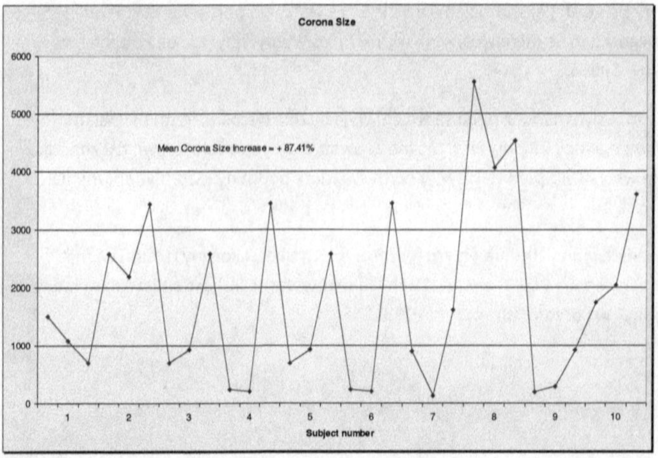

Rysunek 23 Średnia wielkość korony

Rysunek 22 powyżej przedstawia średni Współczynnik Jarzenia dla każdego pierścienia uśredniony dla 10 obiektów. Wyraźnie widać pozytywne zmiany we wszystkich czterech sektorach pierścieniowych, gdy średnia jest obliczana dla wszystkich przedmiotów.

Był to niezamierzony, ale ważny wynik, w którym po otwarciu kanałów zaobserwowano średni wzrost poświaty (parametry 12 - 15). Być może podobny wynik mógł powstać w odniesieniu do ilorazów fraktalności, jeśli dłuższe czasy retencji zostały wykorzystane; były one prawdopodobnie zmniejszyć w sposób "odbicia", to jest zwiększenie początkowo, ale zmniejszając dalej trochę później. (w celu uzyskania dalszych wyjaśnień na temat tego zjawiska zob. *"Wykazanie efektu odzysku/zwrotu"* w uzupełnieniu).

Być może obydwa ilorazy rzeczywiście rosną, ale *blask po* prostu szybciej reaguje na stymulację energetyczną niż *fraktalność*. Gdyby igły były przechowywane przez, powiedzmy, dwadzieścia minut, współczynniki fraktalności najprawdopodobniej uległyby zmniejszeniu. Analogia kamienia wrzuconego do basenu może pomóc w wyjaśnieniu tego zjawiska. Tak jak wtedy, gdy kamień rozbije powierzchnię basenu, tak zestaw fałd natychmiast rozprzestrzenia się po powierzchni, co powoduje zakłócenie/ aktywację Wei Qi, widzimy natychmiastową reakcję energetyczną odbijającą się w zwiększonym ilorazie jasności. W miarę jak kamień opada na coraz większą głębokość, wyparta woda przemieszcza się z głębszego poziomu, łamiąc powierzchnię, powodując powstanie drugiego (i innego) strumienia wody, który będzie unosił się i promieniował od środka na zewnątrz. I tak jak bodziec porusza się głębiej w obrębie warstw energetycznych organizmu, tak głębsze zmiany dokonywane na poziomie kanałów Nadzwyczajnych odbijają się na powierzchni w postaci redukcji ilorazu fraktalności (zmiana wywołana aktywacją energii kanałów Nadzwyczajnych jest jedną ze zwiększonej spójności i jednolitości "docelowych" struktur energetycznych i fizycznych). Zwiększenie wilgotności na opuszku palca w miarę postępu eksperymentu można wykluczyć, aby wyjaśnić tę anomalię na talerzu, który po każdej ekspozycji był wycierany z waty, ale ponieważ Korotkov wskazuje na obecność wilgoci będzie mieć wpływ na wyniki tylko wtedy, gdy jest ona obecna w dużych ilościach (Korotkov, 1998a).

Podobne rozumowanie może być również podane w celu wyjaśnienia wzrostu średniej wielkości korony (parametr 1) - patrz rysunek 23 powyżej. Można zauważyć, że parametr ten wniósł znaczący wkład w średni wynik dla wszystkich parametrów, o czym świadczy podobny kształt widoczny na rysunku 19.

Na rysunkach 23 i 24 przedstawiono średnie przyrosty zarówno wielkości korony (średni wzrost 86%), jak i jej jasności (odchylenie + 26,83) u wszystkich Obiektów. Jasność "jest obliczeniem liczby kolorów i ich względnej siły" w koronie. (Korotkov, 1998a)

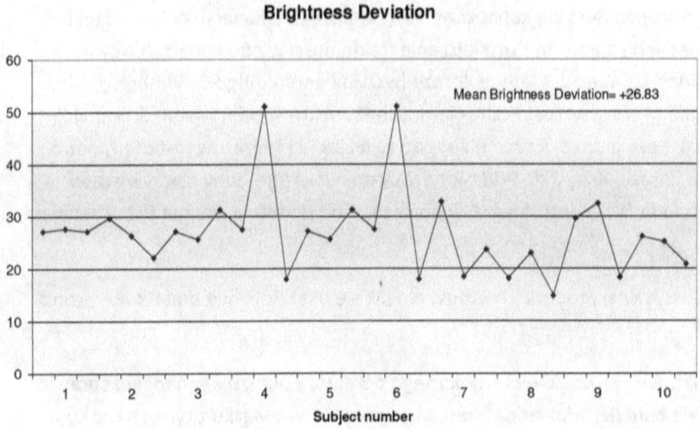

Rysunek 24 Odchylenie średniej jasności

Taki wzrost zarówno jasności, jak i wielkości korony nadaje dodatkową wagę hipotezie tego badania dotyczącej natury "energii" Ren i Du Mai. Aby po wprowadzeniu igieł do akupunktury nastąpił wzrost jednego lub obu tych ilorazów, Qi zostało wyraźnie zmobilizowane w kanałach w pozytywny sposób. ***Takie wyniki, rejestrując dramatyczny wzrost wszystkich trzech ilorazów, wskazują na wyraźną restrukturyzację energii zobrazowanej przez fotografie Kirliana - obrazy fizycznie zwiększyły swoje rozmiary i jasność.*** Morfologiczna i strukturalna jakość energii, która została zmobilizowana, w naturalny sposób porusza się w celu wprowadzenia większego porządku (struktury) do energii przedstawionej w koronie. Igły umieszczone w częściach ciała dystalnych do opuszków palców bez oczywistego fizycznego, neurologicznego lub biochemicznego połączenia mogą jedynie modyfikować obrazy Kirliana ze względu na holograficzną naturę Qi ciała jako całości. Aby energia ta mogła pełnić funkcję regulacyjną, musi być w stanie dostarczać informacje, które regulują systemy organizmu w sposób wrażliwy i homeostatyczny. Takie informacje wprowadzają skoordynowane funkcjonowanie i całość do różnych systemów (biologicznych, neurologicznych, biochemicznych itp.) w organizmie. Obrazy poststudiowych koron odzwierciedlały wyraźną i widoczną zmianę strukturalną w kierunku zwiększonej całości. Zostało to ilościowo potwierdzone w ogólnej redukcji ilorazów fraktalności. Qi przedstawione na fotografiach Kirliana z tego badania wyraźnie wykazują co najmniej cechy holograficzne, morfologiczne i regulacyjne. Embriologiczna i genetyczna natura

Qi Ośmiu Nadzwyczajnych Statków jest dobrze udokumentowane (patrz (Matsumoto & Birch, 1986)). Jednakże dalsze badania nad cechami dziedzicznymi (fizycznymi lub psychologicznymi) dopasowanymi do fotografii Kirliana (analizowane za pomocą urządzenia GDV ze względu na jego wiarygodność) prawdopodobnie przyniosą pozytywne wyniki potwierdzające takie cechy genetyczne i embriologiczne, które są podstawową częścią funkcjonalności statków nadzwyczajnych.

Zmniejszona fraktalność (zwiększona koherencja) koron może być spowodowana skumulowanym efektem igłowania, tzn. najpierw otwiera się kanał kontrolny, a następnie kanał docelowy. Efekt kumulacji przewidywałby niedyskryminacyjne zmniejszenie fraktalności w obu kanałach. Wyniki nie pokazały tego jednak, co widać w Tabela 2 Ciemne ilorazy (wszystkie tematy)gdzie występuje wyraźny, konkretny i znacznie większy wzrost liczby ciemnych kwantów w odniesieniu do kanałów docelowych. Efekt kumulacji może jednak przyczynić się do zwiększenia "ilorazów jasności", patrz wykres Rysunek 20 (Ciemne ilorazy, wszystkie Podmioty). Wykres pokazuje, że w rzeczywistości nastąpiła średnia *ujemna zmiana DQ* "kontrolnego" w porównaniu z dodatnią zmianą DQ w kanale eksperymentalnym.

Dalsze kontrole mogły zwiększyć wiarygodność metody, ale jak się okazało, takie dodatkowe środki nie były konieczne:

1. Użycie lokalizatora punktowego. Użycie elektronicznego detektora punktowego mogło sprawić, że lokalizacja punktu była bardziej "dokładna", jednak uznano, że w związku z tym, że ten sam stopień dbałości o szczegóły był zwracany, w sposób jak najbardziej spójny, na lokalizację punktu ze wszystkimi obiektami, zastosowano zwykłą metodę lokalizacji z wykorzystaniem anatomicznych znaków gruntu i dotyku.
2. Dłuższy czas retencji igły. Czas retencji może mieć wpływ na fraktalność koronową i jasność. Dłuższy czas retencji mógł spowodować bardziej znaczący uśredniony stopień redukcji wszystkich współczynników fraktalności i wzrost współczynników jasności.

Jeśli byłoby więcej czasu na przeprowadzenie badań, przydatne mogłoby być badanie przed standaryzacją. Tutaj każdy podmiot miałby na przykład 20 lub 30 ujęć (lub więcej, jeśli to możliwe) swojej korony, aby znormalizować normę fraktalności mającą zastosowanie tylko do siebie. Współczynnik odchylenia może być następnie obliczony w wyniku zastosowania zmiennej doświadczalnej.

Analiza statystyczna

Odrzucenie hipotezy zerowej.

Po dokonaniu analizy statystycznej wyników można bezpiecznie odrzucić hipotezę zerową.

Oznacza to, że poprzez igłowanie klasycznych punktów używanych w akupunkturze do otwierania kanałów Du i Ren Mai, eksperymentalny zabieg spowodował w rzeczywistości znaczącą zmianę (p>.05) jasności (punktów jarzenia) koron wytworzonych na opuszkach palców (jak to zostało sfotografowane przy użyciu GDV Kirlian Photography). Tak więc akupunktura była postrzegana jako skuteczna poprawa jakości Qi w docelowych statkach jako dowód na podstawie obrazów GDV.

Można tu uznać za weryfikację propozycji, że nie tylko można sfotografować Qi, choć pośrednio, ale że dodatkowo można wywnioskować, iż jako efekt igieł wykazano, że występują one w miejscu na ciele *odległym* od miejsca igły, że Qi ciała jest w rzeczywistości hologramem.

Wirtualna, nielokalna i natychmiastowa komunikacja pomiędzy wszystkimi częściami ciała, w tym przesyłanie i dostępność holograficznie zapisanych informacji poprzez sieć kanałów akupunkturowych ciała, jest więc możliwa dzięki "kwantowemu makroskopowemu splątaniu", jak to się rozumie we współczesnej nauce kwantowej.

Dyskusja

Ciało przechowuje informacje holograficznie w obrębie fal fotonicznych.

Wyniki eksperymentu można wyjaśnić w kategoriach dynamiki energii (wahania pola kwantowego). Qi ciała jest utrzymywany w stanie zmiennej homeostazy i w idealnym świecie działa w celu utrzymania struktury i równowagi w organizmie jako całości. Kiedy patogen najeżdża na ciało, energia w miejscu inwazji zostaje "zrestrukturyzowana" wywołując zmiany tak, aby stworzyć optymalne środowisko dla dalszego istnienia patogenu. Obrona ciała ma działać na rzecz utrzymania istniejącej struktury energetycznej. Stymulowanie Wei Qi w akupunkturze daje efekt globalnego potwierdzenia własnej energetycznej sygnatury ciała, która próbuje zsynchronizować obszary, które zostały zaatakowane lub są po prostu słabe energetycznie lub w nadmiarze. Ponieważ energia nie może być ani tworzona ani niszczona, gdy w stanie dysharmonii po prostu znika z widoku, tzn. wypada z ułożenia z otaczającą ją strukturą energetyczną, stając się mniej "widoczną", spójną i pełną. Można to rozumieć jako materię (cząstki fotonów), która zmienia się w i z pola kwantowego (Zero Point Energy Field), pojawiając się jako cząstki widzialne w miarę jak energia materializuje się i znika, powracając do energii ziemi wszechświata jako fale.

Fotografia Kirliana służy zatem do przekształcania potencjału pola kwantowego z postaci fali świetlnej w widzialną cząstkę (foton) (z energii w materię), wytwarzającą w tym procesie obraz na emulsji fotograficznej.

Widać to wyraźnie na zdjęciach Kirliana. Luki lub wzrost fraktalności to obszary, w których energia przesunęła się z rezonansu z większością struktury całości, nadal tam jest, ale po prostu nie jest widoczna. Spadek fraktalności korony oznacza wzrost spójności sfotografowanej energii. Większa "całość" oznacza większą spójność. Akupunktura nie tworzy energii, lecz ją urzeczywistnia, czyniąc ją bardziej spójną.

Otwarcie kanałów, w tym przypadku Du Mai i Ren Mai, skutkuje przywróceniem skupienia niespójnej energii, a zatem bardziej spójnej, tzn. energii, która jest "wytrącona z równowagi", można zatem uznać za niedostosowaną lub niezgodną ze strukturą energetyczną całości, a zatem niespójną lub niewidoczną, przesuwa się ona poza obszar zainteresowania (staje się mniej spójna, a zatem "zdezorganizowana").

Zilustrowano to w sposób graficzny w niniejszym opracowaniu, gdzie większość koron końcowych wykazywała zredukowany iloraz fraktalności, innymi słowy, korony dosłownie stały się całością, wykazując zwiększoną spójność; energia ciała przedstawiona w koronach stała się bardziej spójna - bardziej zgodna z energetyczną strukturą ciała jako całości.

Ponadto, ogólny średni wzrost współczynników jasności, wielkości i blasku każdej korony po otwarciu kanału może być wyjaśniony tylko w kategoriach naczyń działających jak zbiorniki w rozumieniu tradycyjnej medycyny chińskiej, tj. poprzez dostęp do ośmiu niezwykłych naczyń, Qi jest mniej chaotyczne i zdezorganizowane w odniesieniu do ciała jako całości i dlatego staje się bardziej spójne, skoncentrowane, ustrukturyzowane i istotne. Innymi słowy, otwarcie Ośmiu Nadzwyczajnych Statków (i być może jakiegokolwiek innego kanału akupunkturowego) wywołuje ujemną entropię w Qi, która stała się niezrównoważona (chaotyczna, mniej spójna).

Mówiąc bardziej tradycyjnie, stymulacja punktów akupunkturowych może być postrzegana jako "energetyzująca" system południków w różnym stopniu w zależności od tego, gdzie się je umieszcza i jak się nimi manipuluje. Zazwyczaj można oczekiwać, że współczynniki jasności wzrosną zarówno w Ren Mai jak i Du Mai po akupunkturze (w zależności od tego, który z nich zostanie otwarty jako pierwszy), ponieważ na jednym poziomie są one uważane za różne aspekty (odpowiednio Yin i Yang) tego samego kanału. Taoizm uważa, że składają się one z jednostki energetycznej znanej jako "Mikrokosmiczna Orbita" W odniesieniu do trzech najbardziej "podstawowych" południków Wang Bing, komentując Su Wen, mówi:

"dlatego możemy powiedzieć, że du mai, ren mai i Chong mai mają różne nazwy, ale wszystkie są takie same."

Wang Bing cytowany z (Matsumoto & Birch, 1986) s. 17.

Zakłócenia w dowolnym miejscu "pola Qi" ciała będą miały uniwersalne konsekwencje w różnym stopniu, w zależności od skupienia lub spójności tego zakłócenia. Otwarcie dodatkowych kanałów umożliwia dostęp do rezerw Qi, a w przypadku skoncentrowania się na konkretnej celi poprzez wybór konkretnej kombinacji punktów, np. otwarcie Ren Mai za pomocą Lu7 + Kid6 skoncentruje leczenie na brzuchu, klatce piersiowej, płucach, gardle i twarzy (Maciocia, 1989) p359. Jednak podobnie jak opisany wcześniej efekt odbicia kamienia w stawie, który powoduje wypieranie wody z głębi, tak i ten "pióropusz" tworzy na powierzchni kolejne fale, które wracając w dół, rozbijają powierzchnię, aby dalej równomiernie rozłożyć ją na wszystkie części stawu. Tak więc to właśnie przy otwieraniu każdego dodatkowego kanału - którego głównym celem jest wykorzystanie ośmiu dodatkowych kanałów do czerpania z rezerw i skupienie tego "unikalnego" Qi na zdiagnozowanym obszarze braku równowagi. W związku z tym zawsze istnieje wtórny efekt pośredniego wywoływania falujących zmian energetycznych w pozostałej części ciała w konsekwencji i jest dobrze rozumiany zgodnie z zasadami Tradycyjnej Medycyny Chińskiej.

Ta wtórna konsekwencja igłowania była postrzegana jako ogólny wzrost innych współczynników, takich jak *jasność* (intensywność Qi) *we wszystkich meridianach akupunkturowych* po akupunkturze, co wykazała komputerowa analiza obrazów wyładowań koronowych.

Badanie zostało zaprojektowane w taki sposób, aby wykluczyć tę dobrze znaną "uogólnioną odpowiedź", ponieważ mogliśmy zmierzyć wynik wprowadzenia igły na określonym południku za pomocą GDV.

W związku z tym badanie wykazało pozytywne zmiany, po akupunkturze, w *istotnym statystycznie stopniu* w koherencji obrazu korony południka *docelowego* (zmniejszenie fraktalności) zarejestrowanej przy użyciu techniki GDV.

Z "energetycznego" punktu widzenia być może rozróżnienie między ośmioma statkami nadzwyczajnymi a 12 zwykłymi kanałami można uznać za czysto sztuczne, oparte na funkcjonalności. Ostatecznie każdy bodziec energetyczny będzie działał wszędzie w organizmie zgodnie z zasadą holografii. To właśnie ta zasada holografii umożliwia odwzorowanie całego ciała na opuszce palca, tak jak w tym badaniu, i pozwala na ukierunkowanie jednego kanału na inny, w zależności od ilorazu fraktalności danego sektora. Jednakże, różne kanały, na mniej subtelnych poziomach, *działają zgodnie z funkcjonalnymi uprzedzeniami,* które można jasno wykazać, tj. Osiem Nadzwyczajnych

Statków można wykazać, że mają większy wpływ na strukturę ciała, inne kanały mają natychmiastowy wpływ na konkretne organy Zang Fu, a jeszcze inne okazują się bardziej przydatne w dostosowywaniu Podstawowych Substancji, itp.

Mosty łączące stare z nowym mogą być oglądane z podejrzliwością i zawsze używane z wahaniem, dopóki nie zostaną wypróbowane i przetestowane. Przyjęcie niektórych mostów może zająć dużo czasu, a inne są używane jeszcze w trakcie budowy. I tak właśnie jest w przypadku Kirlian Photography - wciąż budowanego mostu diagnostycznego, który rozciąga się, aby połączyć nieznane to, co znane, ideę z rzeczywistością, a to, co energetyczne z fizycznym. Bardziej ostrożny nadal będzie przejść długą drogę z jego potencjał objazdów i rozproszenia uwagi, aby dostać się na drugą stronę, nadal korzystać ze sprawdzonych metod diagnozowania, nawet jeśli mogą one być mniej skuteczne, wolniejsze i bardziej otwarte na niedokładne interpretacje.

Podsumowując, zatem, ze względu na swoją pozorną zdolność do bezpośredniego zobrazowania takiej energetycznej funkcjonalności, jak wykazano w tym badaniu, Fotografia Kirliana ma ogromny potencjał do wykorzystania w praktyce akupunktury i tradycyjnej medycyny chińskiej.

W szczególności badanie to wykazało, że możliwe jest "sfotografowanie", a tym samym graficzne przedstawienie "energii" lub Qi dwóch głównych nadzwyczajnych statków, Du Mai i Ren Mai. Wykazano, że zmiany w energetycznym charakterze tych naczyń mogą być z powodzeniem mierzone w sposób *bezpośredni i selektywny za* pomocą techniki GDV w połączeniu z komputerową analizą generowanych obrazów.

Wnioski

Przed badaniem przewidywano, że punktacja fraktalności (całości korony) będzie konsekwentnie niższa u wszystkich badanych przed zabiegiem doświadczalnym. Negatywne wyniki, w których fraktalność faktycznie wzrosła u wielu Podmiotów po otwarciu kanału kontrolnego (Fałszywego), były nieoczekiwane, a jednak można je wyjaśnić za pomocą powyższej analogii "odbicia".

Wydaje się, że kompleks GDV ma dobre wyniki w badaniach i diagnostyce. Jest on finansowany przez rząd rosyjski od wielu lat i jest przedmiotem ciągłego dochodzenia w wielu krajach na całym świecie. Konferencje odbywają się co roku w Petersburgu pod hasłem "Kirlionics, White Nights". Jego baza wiedzy stale się powiększa, a nowe prace badawcze są regularnie publikowane. Wszystko to świadczy o niezawodności kompleksu.

Głównym problemem w badaniach nad fotografią Kirliana i przeszkodą w pozyskiwaniu przewidywalnych i wiarygodnych danych był brak standaryzacji pomiędzy maszynami oraz prawie niemożliwe zadanie kontroli zmiennych. Zawsze było niezwykle trudno powtórzyć wyniki nawet na tej samej maszynie poza określonym poziomem analizy. Identyczne wyniki każdego parametru, nawet przy użyciu tego samego palca tego samego przedmiotu na tej samej maszynie, są niemożliwe do uzyskania w sposób ciągły. To znaczy, przed wprowadzeniem kompleksu GDV.

Autor podjął próbę uzyskania identycznych rezultatów tego samego palca, tego samego przedmiotu i tych samych warunków przy użyciu dwóch innych maszyn Kirlian Photography, ale bez powodzenia. Jednakże maszyna fotograficzna Kirliana, używana do wykonywania czarno-białych zdjęć koron, pokazanych w tym artykule, która używała kartridża polaroidowego, wydawała się posiadać pewien stopień spójności[12] pomiędzy obiektem w czasie.

Wydaje się jednak, że kompleks GDV ma zdolność do powielania pomiarów parametrów w czasie (na przykład, Dark Quotients były zawsze identyczne, gdy były sprawdzane pod kątem spójności poprzez wielokrotne przeliczenia przy użyciu oprogramowania GDV). Kompleks GDV wydawał się konsekwentnie utrzymywać stabilność parametrów pomiędzy "zdjęciami", pozwalając tym samym na coraz bardziej wiarygodne manipulowanie eksperymentalną zmienną.

W przypadku innych maszyn szerokość pasma zmienności parametrów jest po prostu zbyt duża, aby wyniki mogły być niezawodnie odtworzone na różnych obiektach. Rzeczywiście, Gadsby uznał, że tak jest w 1993 roku, kiedy to stwierdził, że "może być zbyt łatwo zrobić jedno zdjęcie, które elegancko wyjaśnia chorobę pacjenta, a następnie wywnioskować, że inne diagnostyczne zdjęcia Kirliana mogą zrobić to samo; badanie to sugeruje, że nie możemy dokonać tej obserwacji rutynowo w świetle naszej obecnej wiedzy". (Gadsby, 1993) p182. Technologia kryjąca się za techniką Fotografii Kirliana rozwinęła się od 1993 roku, prowadząc do licznych "powtarzalnych" badań nad wykorzystaniem kompleksu GDV.

Wyniki tych badań wydają się przemawiać za tym, że rzeczywiście możliwe jest wykorzystanie Fotografii Kirliana (przy użyciu kompleksu GDV) do identyfikacji zaburzeń równowagi w organizmie. Przewidywanie i identyfikacja prekursorów nierównowagi na poziomie energetycznym wydaje się obecnie możliwe. Prowadzone są badania w zakresie mapowania sektorów palców, które stanowią funkcjonalne granice 12 regularnych kanałów oraz w diagnostyce patologii Zang Fu w kontekście tradycyjnej medycyny chińskiej. Potencjał medycyny zachodniej jest ogromny w zakresie nieinwazyjnej diagnostyki, szczególnie w dziedzinie analizy krwi.

Kompleks GDV nie jest pozbawiony swoich wad, jak to opisano wcześniej w niniejszym opracowaniu, ale z przeglądu literatury, praktycznych doświadczeń innych maszyn i ich wykorzystania w tym projekcie badawczym wynikałoby raczej, że jest on wiarygodny i spójny, gdy jest wykorzystywany jako narzędzie badawcze w dziedzinie fotografii kirlijskiej.

Staje się więc jasne, że rejestracja pola bioenergetycznego za pomocą nowoczesnego skomputeryzowanego urządzenia GDV (kompleks telewizji koronnej) stanowi nowe "naukowe" potwierdzenie tego, co już wiedzieli "starożytni". Obecnie możliwe jest wyobrażenie sobie odrębnej i rozpoznawalnej "energetycznej" funkcjonalności ciała, która przejawia się zbiorowo jako system bioenergetyczny znany jako Statki Nadzwyczajne i który istnieje na głębszym lub innym poziomie niż Qi 12 regularnych kanałów.

Jako taka, ta energetyczna funkcjonalność - dostępna i manipulowana za pomocą odpowiednich punktów akupunkturowych - ma charakter holograficzny i jest wykrywalna za pomocą urządzenia GDV. Z niniejszego artykułu wynika, że możemy wiarygodnie zidentyfikować i graficznie zademonstrować za pomocą Fotografii Kirliana brak równowagi w funkcjonalności (co najmniej dwóch) Ośmiu Nadzwyczajnych Statków, a dzięki zastosowaniu zasady holografii możliwe jest

---

[12] Fotografia Kirlianowska poszczególnych obiektów wykazuje zwykle podobne stopnie fraktalności, jasności i kształtu korony pomiędzy sesjami. Innymi słowy, korony były przedmiotem szczególnej uwagi - stąd też przydatność tego narzędzia do oceny postępów w leczeniu.

ekstrapolowanie tego ustalenia na obrazowanie wszystkich południków, co pomaga w walidacji mapy koronacyjnej przedstawionej powyżej.

Korzystając z opisanych tu technik można zatem wnioskować, że rzeczywiście możemy wiarygodnie przewidzieć, uzyskać jasny obraz i dokładnie zmierzyć taki brak równowagi energetycznej za pomocą Fotografii Kirliana.

Implikacje badawcze

Badania nad charakterem i funkcjonowaniem pola bioenergetycznego z wykorzystaniem urządzenia GDV rosną w szybkim tempie przede wszystkim ze względu na jego niezawodność jako naukowego narzędzia badań. Konferencje "Kirlionics" odbywają się obecnie co roku w Sankt Petersburgu w Rosji (zob. artykuł autora opublikowany przez Międzynarodową Unię Bioelektrografii Medycznej i Stosowanej[13]).

Dzięki tej technicznej niezawodności w dogłębnej analizie funkcjonowania nie tylko Ośmiu Nadzwyczajnych Statków, ale *wszystkich* kanałów wykorzystywanych w akupunkturze, możliwe jest teraz wykorzystanie Fotografii Kirliana. Korotkov zobrazował rzeczywiste punkty akupunkturowe za pomocą urządzenia GDV. Urządzenie GDV może być również wykorzystywane do przewidywania (w sposób statystycznie poprawny) początku choroby, aby umożliwić zastosowanie akupunktury prewencyjnej oraz do oceny skuteczności leczenia Ośmiu Zbiorników Nadzwyczajnych i dokładności diagnozy. "Pomiary zmian parametrów elektrycznych akupuntów, za pomocą takich technologii jak ...skanery oparte na Kirlianie, ostatecznie okażą się być drogami diagnostycznymi przyszłości (Gerber, 1988,1996) strona 201.

Naukowcy w Wielkiej Brytanii, Kanadzie, Rosji i wielu innych krajach z powodzeniem wykorzystują urządzenie GDV do dokładnego generowania w czasie rzeczywistym odwzorowania analizy ilościowej stanu Qi całego ciała, zapewniając w ten sposób bezpieczną procedurę oceny, która jest zarówno tymczasowa, jak i predykcyjna. Ponadto w Rosji prowadzone są konkretne badania z wykorzystaniem próbek krwi w diagnostyce chorób nowotworowych i sercowych przy użyciu techniki GDV. Ponadto, obecnie prowadzone są badania nad właściwościami energetycznymi roślin, kryształów i minerałów oraz ilościowym określeniem ich wpływu na ludzi. Dalsze prace prowadzone są w zakresie parapsychologii i uzdrawiania.

Jednak prawdopodobnie najbardziej niezwykłym i intrygującym badaniem podjętym przez Korotkova jest jego praca nad wykrywaniem i kwantyfikowaniem "energii życia ludzkiego" po śmierci. Za pomocą urządzenia GDV Korotkov wykazał, że możliwe jest zidentyfikowanie przyczyny śmierci poprzez analityczne różnicowanie koron ciała zmarłej osoby. Konkretnie, Korotkov znalazł wyraźne różnice w koronach pomiędzy ludźmi, którzy zmarli w jeden z następujących sposobów: "Grupa 1 - calm, naturalna śmierć spowodowana stanem tkanek ciała. Grupa 2 - śmierć z użyciem przemocy w wyniku wypadku drogowego z uszkodzeniem czaszki i mózgu. Grupa 3 - nieoczekiwana śmierć w wyniku pewnych tragicznych okoliczności, których w bardziej sprzyjających warunkach można było uniknąć." tj. morderstwo lub samobójstwo. (Korotkov, 1998b)

Brak równowagi w kanale La Manche

Przedeksperymentalna dominacja kanału, jak widać w Wyniku 6 z Tabeli 5: Powyższe Ciemne Kwoty mogą stanowić podstawę do dalszego badania. Tradycyjna medycyna chińska przewidywałaby taki brak równowagi między Ren i Du Mai jako "normalny", ale jakie są konsekwencje takiego braku

---

[13] https://www.iumab.org/science-information-spirit-99-proceedings-content/

równowagi w kategoriach patologii. Czy możliwe jest przewidzenie skłonności lub podatności jednostki na pewne rodzaje chorób w zależności od tego, który kanał jest chronicznie nierównoważony, jak wykazano przy użyciu techniki GDV? Wszystkie kanały mogą być odwzorowane w podobny sposób, a korelacje z istniejącymi wzorcami dysharmonii i aktualnym stanem południków ocenianym przy użyciu techniki GDV. Zaburzenia równowagi kanałów, zidentyfikowane jako szczególne wzorce wyładowań koronowych, mogą być następnie określone ilościowo, co może umożliwić systematyczną korelację ze zdiagnozowanymi wzorcami dysharmonii u dużej liczby pacjentów. Takie wzorce koronowe mogą być następnie analizowane i dopasowywane do wzorców chorobowych za pomocą komputera. Kompleksowy, zweryfikowany naukowo, oparty na komputerze system diagnostyczny byłby wtedy dostępny dla praktyków do wykorzystania jako punkt wyjścia w leczeniu lub w zrozumieniu dynamiki trudniejszych przypadków.

"Nowa naukowa prawda nie triumfuje, przekonując swoich przeciwników i sprawiając, że widzą światło, ale raczej dlatego, że jej przeciwnicy w końcu umierają, a dorasta nowe pokolenie, które jest jej znane."
- Max Planck, Autobiografia naukowa i inne dokumenty

ADDENDUM

Fotografia Kirliana w praktyce

Wieloletnie doświadczenie w stosowaniu Fotografii Kirliana w praktyce zaowocowało dalszą walidacją przedstawionych powyżej badań. Wyjaśnienie, w jaki sposób technika Fotografii Kirliana jest w stanie sfotografować energię ciała i jej zmiany w odpowiedzi na akupunkturę, polega na zrozumieniu hologramu, działaniu na odległość i splątaniu.

Dodatek ten, dodany w 2019 r., dostarcza czytelnikowi dodatkowych informacji i poszerza przedstawione powyżej informacje o dalsze szczegóły dotyczące tego, jak i dlaczego Kirlian Photography robi to, co wydaje się robić. Dodatkowe zdjęcia z praktycznego zastosowania Fotografii Kirliana w praktyce akupunkturowej są dostarczane jako dowody potwierdzające teorię w działaniu. Tutaj widać, jak generowane obrazy wydają się potwierdzać ideę, że koronę palca można uznać za holograficzną graficzną reprezentację całości ludzkiej formy i funkcji.

Qi jako biofotoniczna fala nośna świadomości

Jedyny wiarygodny wniosek, jaki możemy racjonalnie wyciągnąć z wyników tych badań (i innych cytowanych w tym artykule) jest taki, że widoczny powyżej efekt jest taki, że Qi rzeczywiście posiada cechy, w kategoriach kwantowych, nie-lokalności i splątania.

Można stosunkowo bezpiecznie założyć, że ze względu na kwantową, nielokalną naturę energii zawartej w meridianach (Qi), która istnieje wszędzie i na wszystkich skalach, meridiany akupunkturowe działają jak fale nośne świadomości.

Wyniki tych badań (i innych, patrz poniżej) potwierdzają postulat, że przestrzeń "zajęta" przez meridian akupunkturowy funkcjonuje jako przewodnik fal świetlnych (biofotony) - które z kolei reprezentują i wynikają z wahań pola kwantowego, czyli zerowego pola energii (uniwersalnego pola świadomości).

Biofotoniczny przewodnik falowy

Qi płynąca w meridianach akupunkturowych jest w naturze kwantem, cechą, która jest wyraźnie widoczna, gdy badamy właściwości formy i funkcji "energii" płynącej w kanałach w jej codziennej regulacji i równoważeniu wszystkich układów ciała.

Takie "właściwości" obejmują znane pojęcia kwantowe, takie jak splątanie makroskopowe, działanie na odległość, nielokalność itp. *Jako takie, meridiany akupunkturowe mogą być zatem postrzegane jako holograficzne, geometryczne i autoreferencyjne struktury, które powstają z pola świadomości osoby.* Funkcjonują one jako prowadnice fal, są więc biofotonicznymi nośnikami informacji.

Biorąc pod uwagę biofotoniczno-holograficzny charakter qi południka akupunkturowego, który jest w rzeczywistości mechanizmem transportu dla ruchu fotonów, a tym samym informacji jako takiej, powinno być możliwe fotografowanie energii w jej fotonicznej postaci.

W rzeczywistości wydaje się to możliwe dzięki wykorzystaniu Fotografii Kirliana. Obrazy widoczne na zdjęciach Kirliana to odbitki pozostawione przez "pakiety światła" /zdjęcia na materiale światłoczułym, takim jak cyfrowy czujnik obrazu (stosowany w maszynie GDV) lub zwykły film. I rzeczywiście, uważamy, że tak właśnie jest, o czym świadczy bogactwo dowodów opracowanych na przestrzeni wielu lat przez badaczy w dziedzinie fotografii Kirliana, a ostatnio także "biofotoniki"[14].

Istnieje coraz więcej dowodów na istnienie związku między biofotonami a świadomością ([15],[1617],[1819],[20]), i jako takie, ponieważ energia (Qi) przekazywana przez meridiany akupunkturowe jest aspektem energii fotonicznej (jak wykazano w tym badaniu), byłoby to słusznym założeniem, ponieważ wspomniane wcześniej meridiany mogą być uznane za *falowe przewodniki świadomości* również. Dlatego fotografowanie ***energii fotonicznej południka akupunkturowego jest fotografowaniem energii świadomości.***

Potencjał spoczynkowy" lub Qi południków może być postrzegany jako *stosunkowo* niezróżnicowana (nieskoncentrowana) energia i zgodnie z tradycyjną medycyną chińską osiąga działanie lecznicze dopiero po aktywacji, tzn. po ustawieniu ostrości w taki sam sposób, w jaki soczewka skupia światło na danym punkcie przez igły i intencje akupunkturysty. W bardziej współczesnej terminologii energia pola kwantowego jest chaotyczna, a więc niezróżnicowana, tylko w obecności obserwatora/agenta fala kwantowa "rozpada się" na materię (formę) i funkcję.

Oczywiste jest, że różne stany zdrowia u człowieka mogą w sposób przewidywalny zmieniać kształt i strukturę koron pod względem intensywności/jasności, wielkości flary i całości (lub szczelin) korony.

---

[14] Badanie emisji światła (fotonów) z organizmów żywych.

[15] Sourabh Kumar et al., "Possible Existence of Optical Communication Channels in the Brain", *Scientific Reports* 6 (7 November 2016): 36508, https://doi.org/10.1038/srep36508.

[16] Marius Hossu i Ronald Rupert, "Quantum Events of Biophoton Emission Associated with Complementary and Alternative Medicine Therapies: A Descriptive Pilot Study", *Journal of Alternative and Complementary Medicine (New York, N.Y.)* 12 (1 March 2006): 119–24, https://doi.org/10.1089/acm.2006.12.119.

[17] Michael A. Persinger i Christina F. Lavallee, "Theoretical and Experimental Evidence of Macroscopic Entanglement between Human Brain Activity and Photon Emissions: Implikacje dla Świadomości Kwantowej i przyszłych zastosowań". *Journal of Consciousness Exploration & Research* 1, no. 7 (October 5, 2010).

[18] Bruce D. Curtis i J.j. Hurtak, "Consciousness and Quantum Information Processing: Odkrycie Fundacji Medycyny Światła," *The Journal of Alternative and Complementary Medicine* 10, no. 1 (February 1, 2004): 27–39.

[19] Blake T. Dotta i Michael A. Persinger, "Zwiększona emisja fotonów z prawej, ale nie lewej półkuli podczas wyobrażania sobie białego światła w ciemności: Potencjalny związek pomiędzy świadomością a światłem mózgu", *Journal of Consciousness Exploration & Research* 2, no. 10 (28 December 2011), https://jcer.com/index.php/jcj/article/view/190.

[20] Travis J. A. Craddock i inni, "9 - Procesy kwantowe w neurofotonice i powstanie Hierarchii Spatiotemporalnej Mózgu," w *Neurophotonics and Biomedical Spectroscopy*, ed. Robert R. Alfano and Lingyan Shi, Nanophotonics (Elsevier, 2019), 189–213.

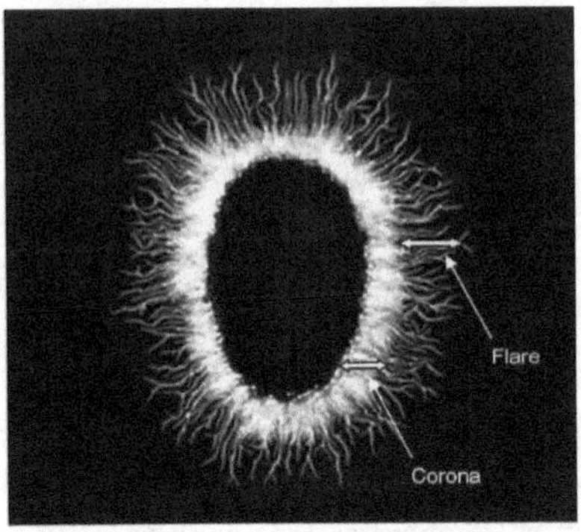

Rysunek 25: Dobrej jakości Kirlian Corona

Ze względu na holograficzną naturę Qi on ćwiartowanie korony, jak widać na rys. 24 poniżej, dało prosty sposób na mapowanie pola energetycznego całego ciała.

Coronal Whole Body Mapping

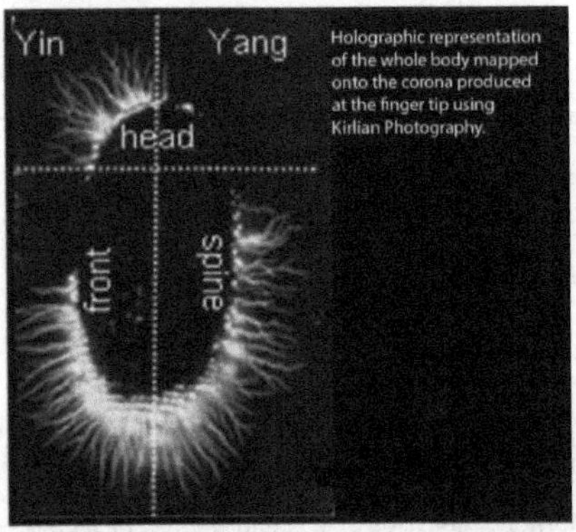

Rysunek 26: Holograficzne mapowanie ciała na koronę na opuszku palca

O ile ta konkretna, prosta holograficzna mapa koronacyjna widoczna na rysunku 26 została stworzona przez autora, o tyle wykorzystanie "holograficznego mapowania", czyli możliwości funkcjonalnego mapowania całego ciała na jedną lub więcej jego części składowych, nie jest niczym nowym zarówno w medycynie zachodniej, jak i wschodniej[21],[22]

[21] Ralph Alan Dale, *The Micro-Acupuncture Systems* (Dialetic Press, 1980).

[22] Hans-Ulrich Hecker, *Microsystems Acupuncture The Complete Guide - Ear-Scalp-Mouth-Hand*, 1st Edition edition (Stuttgart ; New York: Thieme, 2005).

Pojęcie hologramu ma fundamentalne znaczenie dla wielu terapii, w tym dla systemu akupunktury znanego jako "mikrosystemy akupunktury". Tutaj całe ciało jest odwzorowane na częściach takich jak np. ucho, ręka, nos, głowa, itp. System mikroakupunktury uznaje, że określone miejsca w każdej części anatomii brutto mogą funkcjonować jako kompletny system diagnostyki i terapii[23].

Coronal mapping pozwala na dokumentowanie postępów w sprawie w formie graficznej, co okazuje się być bardzo motywującym sposobem zarówno dla praktykującego, jak i dla podmiotu, jak widać na rysunku 27. Tutaj wykonano fotografię Kirliana przed i po zabiegu akupunktury.

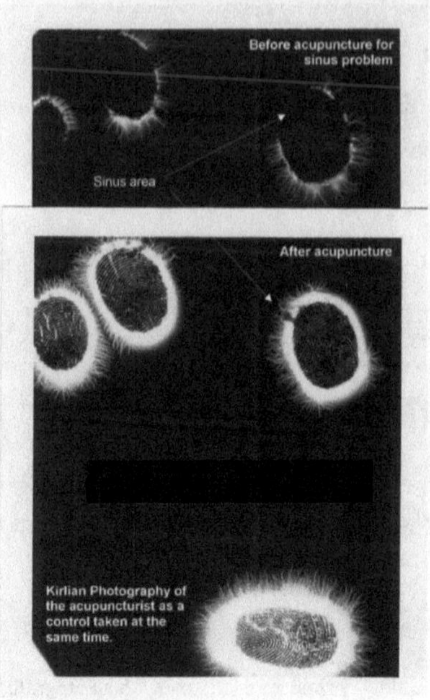

Rysunek 27: Przykład wykorzystania Fotografii Kirliana w sesji akupunkturowej

[23] Doktorze Terry Oleson, *Auriculotherapy Manual: Chinese and Western Systems of Ear Acupuncture*, 4 edition (Edinburgh: Churchill Livingstone, 2013).

"Efekt odzyskiwania" (okres opóźnienia)

(i późniejsze równoważenie.)

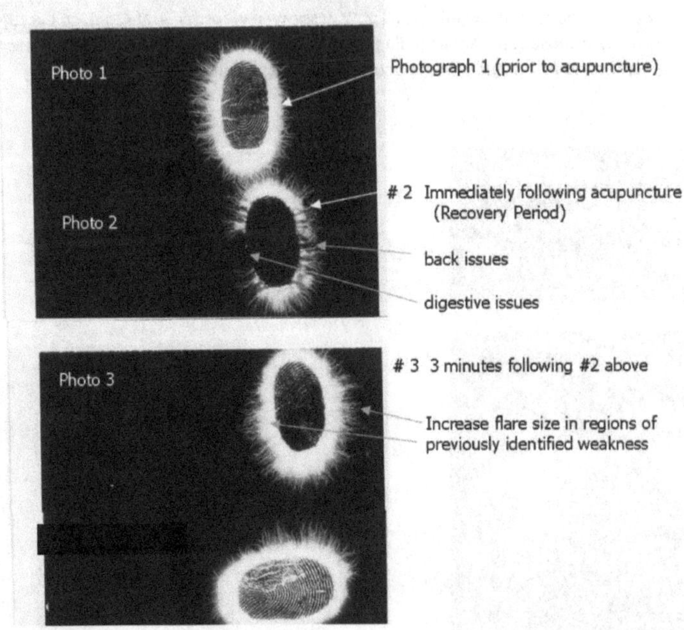

Rysunek 28: Odzyskiwanie lub resetowanie efektu

Powszechnie występującym zjawiskiem, które ujawniło się na przestrzeni lat stosowania Fotografii Kirlianowskiej jest to, co można nazwać "efektem odzyskiwania" lub okresem utajenia. Na zdjęciu 1 (Rys. 26) widzimy to, co wydaje się być stosunkowo zrównoważonym układem południków - oczywistość przez jasną i kompletną koronę. Jednak po akupunkturze, wbrew pozorom, system wydaje się słabnąć, jak widać na zdjęciu 2, w tym, co wydaje się być "wycofanie" Qi bezpośrednio po leczeniu.

Na zdjęciu 3 widać, że podczas "okresu powrotu do zdrowia" lub okresu opóźnienia system "resetuje się" tam, gdzie ewoluuje w kierunku *zwiększonego* poziomu dobrego samopoczucia. Po akupunkturze widzimy, że Qi powróciło w tych obszarach, które wcześniej okazały się najsłabsze z tym, co wydaje się być jeszcze bardziej intensywne, spójne i jasne.

Z tego właśnie powodu zaleca się, aby po akupunkturze uczestnik zawsze odpoczywał - lub też w ogóle traktował "energetycznie" - aby umożliwić osiedlenie się i zakotwiczenie dostosowanej struktury pola biologicznego w całości.

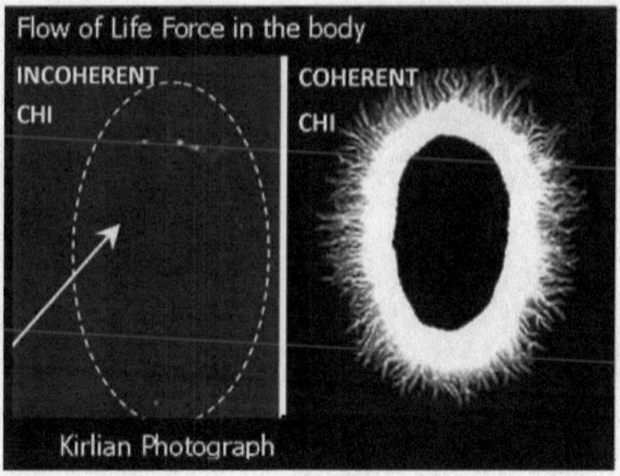

Rysunek 29: Wzrost spójności Qi po akupunkturze

Bibliografia

Adamenko, V. (1988) Kirlian Photography - A tool in the diagnosing of psychopathology, Journal of Biological Photography, 56(3), s. 85-88.

Allanach, J. (1997) Colour Me Healing (Shaftsbury, Element).

Balitsky, K. & Kapshuk, K. (1969) Niektóre elektrofizjologiczne osobliwości układu nerwowego w złośliwym wzroście., Annals of the NY Academy of Science, 164, str. 520-525.

Becker, R. (1985) The Body Electric (Nowy Jork, Quill).

Bohm, D. (1992) Wholeness and the Implicate Order (Londyn, Ark Paperbacks).

Brennan, B.A. (1987) Hands of Light (Toronto, Bantam).

Brennan, B.A. (1993) Light Emerging (Nowy Jork, Bantam).

Carey, G.C. (1963) The tradition of the St. Elmo's Fire, American Neptune, 23, str. 29-38.

Dumitrescu, I.F. & Kenyon J (1983) Obrazowanie elektrograficzne w medycynie i biologii (Suffolk, Neville Spearman).

Ebrahim, H. & R, W. (1982) Kirlian photography- an appraisal, 3(45), pp. 115-134.

Edwards, F. (1969) Strange Worlds (Nowy Jork, Bantham Books).

Edwards, T. (1998) Crime and Nourishment, What Doctors Don't Tell You, 9(7), str. 12.

Elklit, A. & Gammelby, F. (1990) Butterfly hunters versus sweeper w Kirlian research2nd International Conference for Medical and Applied Bioelectography (Londyn),

Ellison, A.J. (1981) Kirlian Photography, The Unexplained, 3(32), str. 630-633.

Gadsby, J.G. (1991) Kirlian photography:a critical analysis, 1(5), str. 23-28.

Gadsby, J.G. (1993) Kirlian photography diagnosis - a recent study, Complementary Therapies in Medicine, 1, pp. 179-184.

Gaidoz, H. & Rolland, E. (1884) St. Elmo's Fire, Melusine, 2, str. 112-113.

Gerber, R. (1988, 1996) Vibrational Medicine (Santa Fe, Bear & Company).

Hovsepain, W. & Rupert, P. (1983) The use of electrophotographic techniques in differentiating state depression and state anxiety, British Journal of Psychology, 74, pp. 371-379.

Kaptchuk, T. (1983) Chińska medycyna. Sieć, która nie ma Weavera. (Londyn, Rider).

Katsumata, Y. (1988) O czynniku "Sayoshi", pewnym nieznanym czynniku, który wpływa na żywe ciało., niepublikowany rękopis przetłumaczony na język angielski przez Y. Manaka, .

Katsumata, Y. (1995) On the Sayoshi Agent - Certain Unknown Factors which affect the Human BodyChasing the Dragon's Tail (Brookline, Masssachusetts, Paradigm Publications).

Kenyon, J. (1986) 21st Century Medicine (Wellingborough, Thorsons).

Kirlian, S.D. & Kirlian, V. (1958) In the World of Wonderful Discharges (Ałma-Ata, Kazach, Kazachski Uniwersytet Państwowy).

Kirlian, S.D. & Kirlian, V.K. (1961) Photography and visual obervation by means of high frequency currents, (6), pp. 397-403.

Konikiewicz, L.W. (1977) Kirlian Photgraphy in theory and clinical application, Jrnl of the Biological Photographic Association, 45(3), pp. 115-134.

Korotkov, K. (1998a) Aura i Świadomość (St. Petersburg, Państwowa Jednostka Wydawnicza Kultura).

Korotkov, K. (1998b) Light After Life (New Jersey, Backbone Publishing Company).

Krashenjuk, A. & Krylov, B. (1998) A new concept in the early diagnosis of cancer, in: R. Taylor (Ed) Aura i Świadomość (St Perersburgh, Russian Minstry of Culture).

Krippner, S. (1979) Biological Applications of Kirlian Photography, J Am Soc Psychosom dent Med, 26(4), str. 122-128.

Krippner, S. & Rubin, D. (1973) Galaxies of Life Gordon and Breach London).

Larre, C. (1994) The Way of Heaven (Cambridge, Monkey Press).

Maciocia, G. (1989) The Foundations of Chinese Medicine (Edynburg, Churchill Livingstone).

Manaka, Y., Itaya, K. & Birch, S. (1995) Chasing the Dragon's Tail (Masssachusets, Paradigm Publications).

Mandel, P. (1997) The Pharmacy of Light (Bruchsal, Niemcy, Energetik-Verlag).

Matsumoto, K. & Birch, S. (1986) Extraordinary Vessels (massachusetts, Paradigm).

Matsumoto, K. & Birch, S. (1988) Hara Diagnoza: Refleksje nad morzem (Massachusetts, Paradigm).

Moss, T. (1981) The Body Electric (Londyn, Granada).

Oldfield, H. & Coghill, R. (1988) The Dark Side of the Brain: główne odkrycia w wykorzystaniu Fotografii Kirliana i Terapii Elektrokrystalicznej (Shafsbury, Element).

Omura, Y. (1976) Acupuncture, Infra-red Thermography and Kirlian Photography, International Journal of Acupuncture & Electro-therapeutic Research, 2, str. 43-86.

O'Neill, J. (1971) Prodigal Genius, The Life of Nicola Tesla (New York, David McKay Company).

Ornstein, R. (1972) The Psychology of Consciousness (London, Johnathan Cape).

Ostrander, S. & Schroeder, L. (1973) Psychic Discoveries Behind the Iron Curtain (London, Abacus (Sphere books)).

Pankratz, D. (1989) Kirlian Photography for the Layman (Arlington, Self opublikowane przez R. Davida Pankratza).

Pehak, J.C., Kyler, H.J., Faust, D.L. & et.al. (1976) Image modulation in corona discharge photography, Science, 194, str. 263-270.

Quickenden, T.I. & Tilbury, R.N. (1986) A Critical Examination of the Bioplasma Hypothesis, Physiological Chemistry and Physics and Medical NMR, 18, s. 89-101.

Ross, J. (1996) Acupuncture Point Combinations (Edinburgh, Churchill Livingstone).

Seem, M. (1996) Akupunktura Nowoamerykańska

Osteopatia akupunkturowa. The Myofascial Release of the Bodymind's Holding Patterns (Boulder, Co., Blue Poppy Press).

Snellgrove, B. (1996) The Unseen Self. Kirlian Photography Explained. (Saffron Waldon, C.W.Daniel and Company Ltd.).

Taylor, R. (1998) Information, awareness, lifeAura and Consciousness (St Petersburg, State Editing and Publishing Unit 'Kultura').

Tiller, W. (1974) Some Energy Field Observations of Man and Nature, in: S. Krippner & D. Rubin (Eds) The Kirlian Aura.

Fotografowanie Galaktyk Życia (Nowy Jork, Anchor Books).

Toth, M. (1974) Notatki historyczne związane z fotografią Kirliana. In:Krippner S. i Rubin D (red.) Galaxies of Life Gordon i Breach New York).

Zhang, Y. (1990) Progress in ECIWO Biology and its Applications to Medicine and Biology in: T. Ang (Ed) Proceedings of the First International Congress of ECIWO Biology (Singapur, Higher Education Press).

Addendum Bibliografia

Craddock, Travis J. A., Philip Kurian, Jack A. Tuszynski, i Stuart R. Hameroff. 9 - Procesy kwantowe w neurofotonii i powstanie Hierarchii Spatiotemporalnej Mózgu". W *Neurofotonii i Spektroskopii Biomedycznej, pod redakcją* Roberta R. Alfano i Lingyana Shi, 189-213. Nanofotonika. Elsevier, 2019. https://doi.org/10.1016/B978-0-323-48067-3.00009-3.

Curtis, Bruce D., i J.J. Hurtak. "Świadomość i przetwarzanie informacji ilościowych: Uncovering the Foundation for a Medicine of Light". *The Journal of Alternative and Complementary Medicine* 10, no. 1 (1 lutego 2004 r.): 27-39. https://doi.org/10.1089/107555304322848931.

Dale, Ralph Alan. *Systemy mikroakupunktury*. Dialetic Press, 1980.

Dotta, Blake T., i Michael A. Persinger. Zwiększona emisja fotonów z prawej, ale nie lewej półkuli podczas wyobrażania sobie białego światła w ciemności: Potencjalny związek pomiędzy świadomością a światłem mózgu". *Journal of Consciousness Exploration & Research 2,* nr 10 (28 grudnia 2011 r.). https://jcer.com/index.php/jcj/article/view/190.

Hecker, Hans-Ulrich. *Mikrosystemy Akupunktura Kompletny przewodnik - Ucho-Skalp-Mouth-Hand*. Edycja pierwsza. Stuttgart `; Nowy Jork: Thieme, 2005.

Hossu, Marius, i Ronald Rupert. "Quantum Events of Biophoton Emission associated with Complementary and Alternative Medicine Therapies: A Descriptive Pilot Study". *Journal of Alternative and Complementary Medicine (New York, N.Y.)* 12 (1 marca 2006): 119-24. https://doi.org/10.1089/acm.2006.12.119.

Kumar, Sourabh, Kristine Boone, Jack Tuszyński, Paul Barclay i Christoph Simon. "Możliwe istnienie optycznych kanałów komunikacyjnych w mózgu". *Sprawozdania naukowe* 6 (7 listopada 2016 r.): 36508. https://doi.org/10.1038/srep36508.

Doktorze Oleson, Terry. *Podręcznik aurykuloterapii: Chiński i Zachodni System Akupunktury Ucha*. 4 wydanie. Edynburg: Churchill Livingstone, 2013.

Persinger, Michael A., i Christina F. Lavallee. Theoretical and Experimental Evidence of Macroscopic Entanglement between Human Brain Activity and Photon Emissions: Implikacje dla Świadomości Kwantowej i przyszłych zastosowań". *Journal of Consciousness Exploration & Research 1,* nr 7 (5 października 2010 r.). https://jcer.com/index.php/jcj/article/view/99.

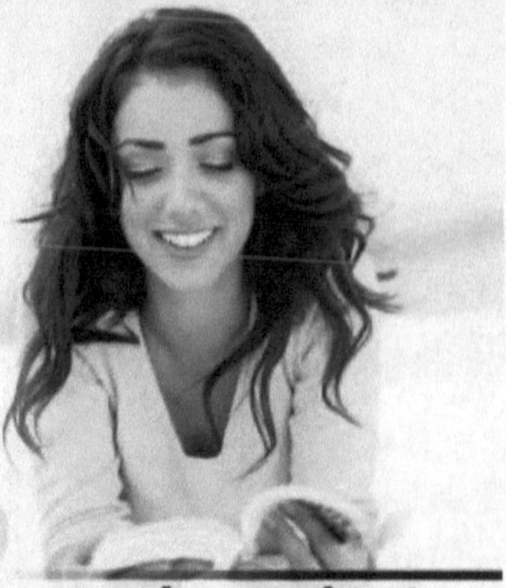

FSC
www.fsc.org
MIX
Papier | Fördert gute Waldnutzung
FSC® C083411

Kolibri 360 GmbH
Ferdinand-Jühlke-Straße 7
99095 Erfurt, Deutschland
produktsicherheit@kolibri360.de

Druck:
CPI Druckdienstleistungen GmbH
im Auftrag der
Kolibri 360 GmbH
Ferdinand-Jühlke-Str. 7
99095 Erfurt